DU

SIPHON VÉSICAL

DANS LE

TRAITEMENT DES FISTULES URINAIRES

PAR LA SONDE A DEMEURE

Par le Dr H. GRIPAT

Interne des hôpitaux de Paris,
Membre de la Société anatomique,
Lauréat de l'École de médecine d'Angers,
Membre de la Société de médecine d'Angers.

PARIS

LIBRAIRIE ADRIEN DELAHAYE

PLACE DE L'ÉCOLE-DE-MÉDECINE

1874

DU

SIPHON VÉSICAL

DANS LE

TRAITEMENT DES FISTULES URINAIRES

PAR LA SONDE A DEMEURE

Par le Dr H. GRIPAT

Interne des hôpitaux de Paris,
Membre de la Société anatomique,
Lauréat de l'École de médecine d'Angers,
Membre de la Société de médecine d'Angers.

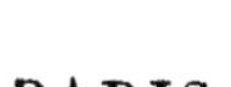

PARIS

LIBRAIRIE ADRIEN DELAHAYE

PLACE DE L'ÉCOLE-DE-MÉDECINE

—

1874

A MON PÈRE

———

A MES AUTRES MAITRES.

DU SIPHON VÉSICAL

DANS LE

TRAITEMENT DES FISTULES URINAIRES

PAR LA SONDE A DEMEURE.

La plupart des nombreux procédés employés pour guérir les fistules urinaires périnéales ne remplissent pas à la fois les deux indications capitales de leur traitement qui sont de bien dilater l'urèthre et d'empêcher le passage de l'urine par les fistules.

La sonde à demeure a toujours paru, en théorie, devoir satisfaire à ces deux conditions ; mais l'expérience a démontré qu'elle est insuffisante ou nuisible et que, quel que soit son calibre, qu'elle soit ouverte ou bouchée, l'urine passe néanmoins au travers du périnée. Aussi ceux qui l'emploient le plus résolument dans le traitement du rétrécissement seul, MM. Voillemier et Thompson entre autres, y ont renoncé pour le cas où le rétrécissement s'accompagne de fistule.

Pendant une année que j'ai passé comme interne dans le service de M. Panas, j'y ai vu fonctionner un appareil ingénieux et très-simple au moyen duquel la vessie est maintenue dans un état de vacuité constant, sans qu'il passe aucune goutte d'urine par le canal.

Cet appareil, consistant en un tube de caoutchouc adapté à la sonde à demeure, permet, par le mécanisme du siphon, de vider continuellement la vessie, quel que soit le calibre de l'instrument. Il réalise donc un des desiderata de la thérapeutique chirurgicale. Les succès que j'ai vu obtenir au moyen de ce *siphon vésical* m'ont déterminé à en étudier attentivement le mécanisme et l'effet.

Pour mieux faire ressortir la valeur de ce mode de traitement, j'ai besoin de présenter d'abord les points saillants de l'anatomie pathologique des fistules urinaires, après quoi je discuterai la valeur des divers procédés employés pour les guérir, et surtout de la dilatation permanente qui fait partie intégrante du traitement par le siphon.

Je me contenterai de rapporter dans le courant de ce travail un petit nombre de faits, tous ceux que j'ai vus ayant fourni des résultats à peu près analogues.

Les premiers essais ont été entrepris par M. Panas en 1868; j'ai pu suivre moi-même un certain nombre de cas l'an dernier; mon collègue Valtat m'a communiqué deux observations. Enfin, je dois à l'obligeance de mon collègue Bouilly deux autres faits recueillis dernièrement à l'hôpital Lariboisière.

CHAPITRE PREMIER.

Les fistules uréthrales se divisent, d'après leur siége,
en deux grandes classes : 1° celles qui partent de la
portion mobile du canal et qu'on nomme *péniennes* ;
2° celles qui ont pour point de départ la portion fixe de
l'urèthre et qui viennent aboutir au périnée ou au scrotum. Je ne m'occuperai pas des premières, parce
qu'elles ont une étiologie et une structure totalement
différentes des autres et réclament un traitement spécial.

Les fistules *périnéo-scrotales* sont toujours causées
ou entretenues par des rétrécissements du canal ; ce
qui détermine leur siége, c'est donc la position du
rétrécissement lui-même. Or, on sait que le siége du
rétrécissement est en rapport avec la nature de la
cause productrice : les chancres créent des rétrécissements au méat et à la fosse naviculaire, les trauma-
tismes à la région membraneuse, et quant à la blennorrhagie, source principale des strictures uréthrales,
c'est en général à la région bulbeuse qu'elle les produit
ou du moins c'est toujours là qu'on trouve la plus
serrée, quand il y en a plusieurs.

Parmi les effets des rétrécissements, il en est de com-
muns et il en est de spéciaux ; mais, pour ce qui est des
fistules du périnée, il est certain que les strictures qui
les causent sont celles qui siégent à la partie fixe du
canal, par conséquent les traumatiques et les blennor-

rhagiques ; elles ont des conséquences identiques et produisent les mêmes désordres sur les mêmes parties de l'appareil urinaire. Donc, à moins de mention spéciale, j'entendrai toujours parler des fistules qui partent de l'urèthre en arrière de rétrécissements serrés organiques et siégent dans la portion fixe du canal.

Je n'ai point l'intention de m'étendre sur l'anatomie pathologique des fistules uréthrales ; mais je ne puis me dispenser d'exposer leur mode de formation, de parler des lésions concomitantes des parties de l'appareil urinaire situées en arrière du rétrécissement, ainsi que du rétrécissement lui-même.

Lorsqu'un obstacle permanent et sérieux existe dans la portion fixe du canal, il produit des désordres graves dans tout l'appareil urinaire. L'équilibre qui existe normalement entre les puissances expultrices et l'urèthre étant rompu, la vessie s'hypertrophie pour faire compensation à la stricture ; puis celle-ci augmentant toujours, la compensation devient insuffisante ; l'urine dilate la vessie, s'y accumule, elle stagne dans les uretères, puis dans les bassinets, et les reins eux-mêmes peuvent s'atrophier par suite de l'étouffement de leur tissu. Quelquefois on voit se produire cet état fâcheux qu'on a si justement nommé l'*asystolie de la vessie*.

Pendant la période de compensation, l'urine poussée par les contractions énergiques et répétées d'une vessie vigoureuse, retenue par un obstacle difficile à franchir, s'accumule en arrière du rétrécissement et se façonne dans les parties mobiles et extensibles de l'urèthre, c'est-à-dire du côte du périnée, une poche urineuse par la distension du cul-de-sac du bulbe et de la portion membraneuse. Une fois que cette poche inerte est formée, c'est sur ses parois elles-mêmes que vient porter l'effort de la vessie; elle se dilate dans tous les sens, mais surtout en arrière du rétrécissement, de telle sorte que souvent on y trouve une pente raide, aboutissant à un clapier; l'urine se dérobant à l'action de ses muscles expulseurs y séjourne et n'en sort que par regorgement et incomplètement.

Cependant la muqueuse distendue perd sa force et, s'éraillant sous l'influence des efforts répétés de la miction, laisse suinter dans l'épaisseur des tissus une quantité d'urine trop faible pour constituer une infiltration, mais suffisante pour produire une lésion localisée, un abcès urineux. Celui-ci chemine vers le périnée et souvent, quand il y arrive, l'éraillure de l'urèthre est refermée. En s'ouvrant il laisse écouler un peu de pus urineux, puis il se referme à la peau, comme il s'était refermé du côté du canal. Toutefois il reste un point faible de la muqueuse et une prédisposition à de nouveaux abcès successifs. Au bout de quelque temps, les éraillures uréthrales ne se referment plus, celles de la peau demeurent béantes, et le trajet intermédiaire laisse passer l'urine à mesure qu'elle arrive derrière le rétrécissement. Quelquefois la fistule se produit tout d'un coup, avec un plus grand appareil, par suite d'une large rupture de la poche urineuse pendant une rétention complète. Telle est la théorie dite «urineuse» de la formation des abcès urineux et des fistules, théorie très-rationnelle à coup sûr, mais souvent impossible à prouver. Il est aussi des cas où les fistules se forment suivant un autre mécanisme : il se fait au pourtour de l'urèthre des abcès siégeant soit dans les glandes, soit dans le tissu cellulaire lui-même, abcès qui s'ouvrent à la fois ou successivement dans le canal et à la peau ; ou bien encore ces abcès péri-uréthraux ont, comme mon collègue Dransart l'a établi récemment (1), pour point de départ un foyer hémorrhagique suppuré dans le tissu jeune qui succède à la blennorrhagie et accompagne le rétrécissement.

Quoi qu'il en soit, formées de dedans en dehors ou de dehors en dedans, les fistules n'ont aucune tendance à la guérison spontanée ; elles demeurent indéfiniment tant que l'art n'intervient pas. Mais tous les chirurgiens sont d'accord pour déclarer que leur oblitération s'obtient facilement dès qu'on a pu parvenir à en détourner l'urine et à rétablir les fonctions du canal. En ceci elles ne ressemblent pas aux fistules péniennes qui ne sont qu'accessoirement influencées par l'état de l'urèthre et par le passage de l'urine. Ceci nous entraîne à étudier quelques points de l'anatomie pathologique des fistules en général.

En 1858, M. Verneuil a publié (2), sur les causes réelles de la permanence des fistules, un remarquable mémoire où il combat la théorie d'après laquelle elle ne serait due qu'à la persistance du passage d'un liquide normal ou altéré. Assurément les *excreta* peuvent exercer une influence nuisible sur certains trajets, mais il faut admettre qu'ils produisent

(1) H. Dransart, Contributions à l'anatomie et à la physiologie pathologiques des tumeurs urineuses et des abcès urineux.— Progrès médical, 1873.

(2) Verneuil. Examen d'un point de l'étiologie des fistules permanentes. Arch. gén. de méd., décembre 1858-1859.

plutôt un retard qu'un obstacle permanent à leur oblitération.

Est-il possible en effet d'admettre que la salive soit
l'obstacle unique à l'oblitération d'une fistule buccale,
quand elle ne saurait empêcher la cicatrisation d'une
grenouillette et la reproduction de cette affection? Que
le suc gastrique soit un liquide si irritant pour une
plaie, quand on sait que pour maintenir béante une
fistule stomacale, il faut y adapter une canule à demeure ? Que les matières fécaloïdes soient l'unique
cause de la persistance d'un anus contre nature, alors
qu'elles n'empêchent point un abcès stercoral de se
cicatriser? Que l'urine enfin soit l'unique cause de la
béance des fistules urinaires, quand on voit la plaie
périnéale de la taille se fermer souvent très-vite?

Assurément ces liquides ne favorisent pas la cicatrisation, mais ce n'est pas à eux qu'est due la permanence des fistules; car si quelques-unes se ferment
sitôt qu'il n'y passe plus rien, il en est d'autres qui n'ont
aucune tendance à s'oblitérer, quel que soit l'espace de
temps pendant lequel on en a détourné les liquides. Si
donc la persistance du trajet anormal ne tient pas à la
persistance d'une fonction anormale, il faut qu'elle
soit due à une structure anatomique spéciale et permanente.

On a bien cherché la cause de cette permanence dans
la béance des orifices due soit à l'écartement des tissus,
comme au pourtour de l'anus, soit à l'induration cal-
leuse, au phlegmon chronique périphérique. Mais
toutes les fistules ne sont pas indurées et celles qui
sont souples sont précisément les plus rebelles.

Certes il y a des cas où la permanence de la fistule tient au passage continuel du liquide ; mais il en est d'autres où l'on pourrait presque dire que, s'il passe, c'est parce qu'il trouve par où passer, sans que l'on puisse lui rapporter la cause de l'infirmité. Dans ce dernier cas, si l'on détourne le liquide, la fistule demeure, tandis qu'elle peut se fermer dans l'autre, *sublatâ causâ.*

En définitive nous pensons avec M. Verneuil qu'on devrait diviser les fistules en : « 1° fistules temporaires, susceptibles de guérison spontanée et dues seulement à un retard plus ou moins prolongé dans l'accomplissement des actes réparateurs naturels, et 2° fistules définitives ou permanentes, non susceptibles d'une guérison radicale si l'art n'intervient pas. La fistule temporaire pourrait passer à l'état de fistule définitive. La réciproque ne serait pas vraie. C'est dans les dispositions anatomiques du sujet que se trouvent les éléments de la division (1). »

Les fistules permanentes ou définitives se forment quand deux muqueuses, deux portions de la peau ou une muqueuse et la peau s'accolent l'une à l'autre intimement au moyen d'une cicatrice qui prend elle-même des caractères intermédiaires à l'un et à l'autre tégument ; ou bien encore quand la muqueuse se renverse de telle sorte qu'il y a, entre les deux faces bourgeonnantes, interposition d'un tégument ; ou quand le contour de la fistule reste adhérent à des obstacles résistants et immobiles. Plusieurs de ces causes peu-

______

(1) Verneuil, loc. cit., 1859, p. 66, note.

vent d'ailleurs se réunir. Une fois l'orifice anormal établi, il est permanent ; et, à supposer même qu'il n'y passe rien pendant des années, il demeure à jamais. C'est ainsi qu'on voit persister les fistules bicutanées du lobule de l'oreille, les fistules bimuqueuses vésico-vaginales, rectales, naso-buccales, enfin les fistules cutanéo-muqueuses stercorales, péniennes, buccales, celles encore qui se produisent après l'ablation d'un chalazion par le bistouri : le malade regarde pendant toute sa vie par une fenêtre pratiquée au travers de sa paupière.

Par contre il est certains cas où l'on ne peut obtenir la formation d'une fistule : tout le monde sait que pour remédier à l'imperforation de l'anus on ne réussit pas à obtenir la persistance de l'anus artificiel quand on ne peut rapprocher la muqueuse et la peau de moins de 1 centimètre. C'est qu'en effet l'accolement de deux téguments est grandement favorisé par une certaine proximité justement nécessaire à la formation d'un tégument muqueux sur la cicatrice. C'est aussi la principale cause de la permanence des fistules péniennes si réfractaires au traitement.

De même que, pour faire une fistule permanente, il faut obtenir l'accolement des deux téguments, de même, pour la guérir, il faut séparer ces deux téguments, aviver les bords de la fistule et affronter des surfaces saignantes l'une à l'autre. De là l'utilité des opérations autoplastiques. Voilà comment sont constituées les fistules vraies, définitives, permanentes ; voyons ce qui les distingue des autres.

Les fistules temporaires sont celles dans lesquelles les deux surfaces épithéliales restent séparées par un trajet recouvert de bourgeons charnus, et dont l'occlusion est empêchée par une cause quelconque, mécanique ou chimique. La plupart du temps l'obstacle est mécanique. « Lorsqu'il y a oblitération d'un orifice ou d'un canal et perforation fistuleuse en arrière, ajoute M. Verneuil, le liquide, incessamment sécrété et accumulé au-dessus de l'obstacle, fait mécaniquement effort pour s'échapper et triomphe alors de la tendance que l'ouverture accidentelle offre à se fermer ; il s'établit une lutte entre l'excrétion antiphysiologique et le travail réparateur, » et celui-ci ne l'emporte pas toujours. Ajoutons à cela les modifications dans la composition chimique du liquide, et nous aurons une seconde cause de la durée des trajets fistuleux. On sait bien qu'après leur ouverture il est des abcès qui ont la plus grande tendance à rester fistuleux, quelque petite que soit l'incision, tandis qu'il en est d'autres qu'on a bien de la peine à maintenir en communication large avec l'extérieur. Cela tient quelquefois à la situation ou à la nature des tissus, mais parfois aussi à la composition chimique du pus.

Il en est de même pour les orifices qui font communiquer l'intestin avec l'extérieur ; il sont de deux sortes, les anus contre nature et les fistules stercorales. Ce qui fait la différence entre eux, ce n'est ni la longueur du trajet, ni la largeur de l'orifice, c'est la nature du trajet. Si la paroi qui la tapisse a une muqueuse, la perforation est un anus contre nature ; la fistule stercorale n'est doublée que d'une pseudo-muqueuse. Aussi, tandis que l'anus contre nature n'a aucune tendance à se fermer de lui-même, la fistule stercorale tend toujours à s'oblitérer. Quand on veut

remédier à l'imperforation de l'anus, si on n'obtient
qu'un trajet bourgeonnant, sans l'adhésion intime de la
muqueuse rectale et de la peau, une fistule stercorale
en un mot, son oblitération spontanée ne saurait être
empêchée, même par la dilatation artificielle fréquemment renouvelée; au contraire, si l'ouverture artificielle devient un anus contre nature, par suite de la
jonction des deux téguments, son oblitération spontanée n'est pas plus à craindre que celle de l'anus
normal lui-même.

L'accumulation *a tergo* des matières excrémenti-
tielles n'est point suffisante pour empêcher la tendance constance à l'oblitération spontanée de ces
trajets non muqueux, intermédiaires à la muqueuse et
à la peau ; le fait suivant, par exemple, est bien propre
à le démontrer.

Un homme de 22 ans entrait, l'an dernier, dans le
service de M. Panas, pour un abcès stercoral du côté
droit du scrotum. Un large anus contre nature artificiel fut établi; l'opération réussit à merveille, et l'intestin adhéra vite aux plans profonds de la paroi
abdominale. Mais bientôt la plaie bourgeonnant acti-
vement, la cicatrice commença d'abord à rapprocher
le fond du scrotum de l'orifice inguinal; puis, cet orifice lui-même se rétrécit à un tel point que les matières
fécaloïdes ne trouvèrent bientôt plus un écoulement
suffisant au dehors. Le bout de l'intestin, séparé du
bout inférieur par l'éperon, de l'extérieur par l'anneau
cicatriciel de la plaie, était devenu un cul-de-sac dans
lequel les matières s'accumulaient. Pour éviter leur
rétention qui eût produit les phénomènes de l'obstruction complète, on fut obligé de pratiquer le débri-

dement de la plaie extérieure, puis la destruction de l'éperon. Deux mois après son entrée, le malade quittait l'hôpital ; l'anus artificiel, ou plutôt la fistule stercorale, était guérie, et les matières fécales avaient repris leur cours normal.

On voit par cet exemple que la persistance de l'obstacle matériel au cours des excreta et par conséquent le passage continu de ces excreta ne sont pas suffisants à eux seuls pour entretenir la béance et la perméabilité d'un conduit anormal quand la cicatrisation suit une marche régulière. Quand cette tendance à la cicatrisation est contrebalancée par une cause mécanique et que l'épithélium a le temps de proliférer entre peau et muqueuse, la fistule devient permanente. Beaucoup de fistules peuvent ainsi devenir complètement organisées ; mais toutes ne suivent pas cette marche.

Entre celles qui tendent à se fermer malgré le chirurgien et celles qu'on ne saurait oblitérer en les tarissant, il y a des fistules qui, tout en restant incomplètes, persistent. Ce sont celles dans lesquelles la plaie ne se ferme pas, d'abord parce que la tendance à la cicatrisation est compensée par un obstacle mécanique, comme un rétrécissement ou un tiraillement des bords de la plaie, et dans lesquelles, d'autre part, le trajet ne peut pas, pour une cause chimique ou vitale, s'organiser. Dans ce cas, la lésion est moins une fistule proprement dite qu'une ulcération tubuleuse, une perforation muco-cutanée qui reste sans tendance à la guérison spontanée tant que les causes qui l'entretiennent persistent. Pour la fermer, il est alors évident qu'il faut : 1° détruire le rétrécissement,

et 2° supprimer la cause qui fait que le liquide excré-
mentitiel a acquis des propriétés destructives, ulcératives. Nous verrons précisément que ces deux causes
entretiennent les fistules périnéales.

J'aurais voulu exposer plus succinctement les considérations générales qui précèdent sur les fistules;
mais je me suis vu forcé de m'y arrêter, afin de me
justifier d'avoir limité mon étude au traitement d'une
seule espèce des fistules uréthrales : tandis que les
fistules péniennes se complètent presque toujours et
deviennent permanentes, les fistules périnéo-scrotales
demeurent indéfiniment sans organisation muqueuse
véritable.

En effet, les fistules péniennes, formées à la suite
d'abcès glanduleux ou de chancres, avec ou sans rétrécissement, n'étant qu'accidentellement et de loin en
loin en contact avec l'urine, situées dans une région
où la distance entre la peau et la muqueuse est minime, peuvent facilement s'organiser; la cicatrice fait
adhérer la muqueuse et la peau, et le trajet devenu
complétement tégumentaire est permanent. Quand
même on en détournerait l'urine pendant des années,
on ne saurait les fermer, puisque leurs parois ne sont
point susceptibles d'adhérence. Elles sont bien entretenues d'abord en partie par le rétrécissement; mais,
ultérieurement, leur cause principale de stabilité est
leur organisation même. Aussi, après avoir détruit le
rétrécissement, est-il encore indispensable, pour les
guérir, de détruire l'adhérence entre la muqueuse uréthrale et la peau et d'obtenir ensuite l'accolement des
parois opposées du trajet. Encore ne [réussit-on pas
toujours après cela; je l'ai observé moi-même, l'an

Gripat. 2

dernier, chez un malade du service de M. Panas. Malgré que l'uréthrotomie interne eût détruit le rétrécissement, ni la cautérisation de la fistulette par un fil d'argent chauffé au rouge, ni l'autoplastie ne parvinrent à obtenir l'oblitération du trajet; on avait bien réussi, au moyen de la sonde à demeure et du siphon, à empêcher le contact de l'urine, mais l'adhésion des deux téguments se fit à nouveau, et le malade sortit non guéri. Toutefois, le rétrécissement étant détruit, les inconvénients de la fistule avaient disparu, puisque l'urine n'en sortait plus en jet.

Quant aux fistules périnéo-scrotales, elles ne se tapissent point d'un tégument complet, et si on y trouve un revêtement épithélial, il ne repose pas sur un chorion muqueux et n'est point entouré de glandes ou de papilles; le trajet peut être dit pseudo-muqueux, mais non réellement muqueux. Elles doivent donc avoir la même tendance à l'oblitération que les fistules stercorales. Si elles ne se ferment pas, quelle est la cause de leur permanence?

Tous les auteurs admettent qu'elles sont entretenues par l'écoulement continu du liquide; mais nous avons vu que le passage seul des excreta ne saurait lutter contre les lois de la rétraction cicatricielle, quand celle-ci marche régulièrement; d'où vient donc qu'on ne les voit pas se fermer de temps à autre? Est-ce que l'urine est pour les tissus un topique plus irritant que les matières fécales? Cependant, nous voyons la plaie de la taille se fermer souvent très-vite. Cherchons si cette différence ne tient pas aux propriétés pathologiques de l'urine elle-même.

Dans sa thèse sur la pathogénie de l'infiltration

d'urine, mon collègue Muron a établi (1) que l'urine agit très-différemment sur les tissus, suivant qu'elle est normale ou altérée, soit parce que la proportion de ses divers éléments est simplement modifiée, soit parce qu'elle a acquis une alcalinité pathologique. Depuis lors il a continué la série de ses recherches intéressantes, dont nous trouvons ici l'application : la permanence de la fistule ne tient pas seulement à l'écoulement continu de l'urine, elle tient encore plus à l'état même de ce liquide.

Nous savons que toute cause de stagnation de l'urine dans la vessie est une cause de sa décomposition chimique ; au lieu de demeurer acide, elle devient alcaline, ammoniacale, produit l'inflammation de la muqueuse uréthro-vésicale et même de la muqueuse des uretères et des bassinets. Cette décomposition de l'urine est la conséquence du rétrécissement lui-même ; elle devient à son tour, pour la muqueuse, la cause de ces granulations, de ces fongosités, de ces carnosités dont parlent les auteurs, altérations qui sont surtout abondantes en arrière du rétrécissement. Puis la muqueuse est desquamée, érodée, ulcérée par l'urine, et la perforation du canal se fait ainsi, tout autant par inflammation ulcérative, que mécaniquement. C'est en raison de ces propriétés phlogogènes que la plus petite quantité d'urine introduite sous la muqueuse y produit ces indurations calleuses qui constituent le phlegmon chronique péri-fistulaire ; c'est grâce à elles que l'urine ne peut s'infiltrer dans les tissus et qu'elle chemine progressivement vers l'extérieur ; nous avons ainsi la raison de ces lésions

(1) Muron, Pathogénie de l'infiltration de l'urine, Th. Paris, 1872.

si considérables qui accompagnent au périnée l'apparition d'une fistule parfois imperceptible en raison de son étroitesse. Et, dans le trajet primitif ainsi formé, l'urine cause encore de nouvelles ulcérations, qui produisent les abcès successifs et les fistules secondaires.

Une fois le canal perforé, il semblerait, au premier abord, que la stagnation dût être empêchée et que ces phénomènes d'ulcération dussent cesser ; mais il n'en est rien. En effet, dans la poche et la fistule la décomposition se fait aux dépens du pus, du sang, des détritus organiques, et dans la vessie la stagnation continue pour deux raisons : d'abord parce que ce réservoir a été dilaté, forcé, et qu'il possède un bas-fond creux où le liquide séjourne ; puis parce que, en somme, la perforation de l'urèthre, en diminuant la résistance de l'obstacle à vaincre par la vessie, ne l'a point supprimée totalement, l'urine ne passant jamais sans efforts à travers la fistule. Donc la stagnation de l'urine continue dans la vessie et dans la poche uréthrale ; donc aussi la décomposition chimique du liquide conserve sa raison d'être. Or l'état alcalin et ammoniacal de l'urine la rend toujours toxique pour les tissus ; et comme plus les éléments anatomiques sont jeunes, plus ils sont facilement impressionnés par les divers topiques, il résulte que le contact permanent d'un liquide qui est toxique pour eux les empêche d'aboutir à une organisation stable. Voilà la cause de la persistance de ce phlegmon chronique qui entoure les fistules, phlegmon qui, en rendant le trajet rigide, ajoute encore des obstacles à son oblitération facile.

Dans de semblables conditions, puisque la cause de la persistance des fistules n'est pas exclusivement mécanique, quand même on arriverait à lever l'obstacle de l'urèthre, quand même l'urine trouverait, par ses voies anormales, un écoulement facile, la cicatrisation du trajet n'en serait pas moins empêchée par le contact d'une urine décomposée qui continue à stagner en partie dans la poche uréthrale. Ce fait nous explique pourquoi, au moyen des procédés thérapeutiques qui ne s'adressent qu'au rétrécissement, on n'arrive pas toujours aux mêmes résultats. Quand l'urine redevient normale, la fistule se cicatrise, tandis qu'elle persiste si l'urine continue à être toxique, parce que la stagnation persise dans une certaine mesure. Il faut donc, pour atteindre le but, non-seulement faire que l'urine passe facilement par le canal, mais encore qu'elle ne séjourne plus dans la vessie.

Ajoutons que si l'éloignement de la muqueuse uréthrale et de la peau du périnée est trop grand dans l'état normal pour que l'organisation complète de la fistule, pour que l'adossement des deux téguments, muqueuse et peau, puisse se faire, la distance augmente encore par suite de la production du phlegmon chronique du scrotum ou du périnée. Ainsi se trouve encore constituée une cause adjuvante de la persistance de nos fistules.

En résumé, les lésions que le rétrécissement a produites en arrière de lui ont une double origine mécanique ou chimique : ce sont, d'une part, la poche uréthrale, la distension et l'hypertrophie de la vessie, la dilatation des uretères, des bassinets et l'étouffement du tissu rénal ; d'autre part, les lésions ulcératives et

phlegmasiques du périnée, l'inflammation de l'urèthre,
de la vessie et des voies urinaires supérieures.

Pour nous permettre de juger plus tard de la valeur
relative des différents modes de traitement des fistules,
il nous faut ajouter quelques mots sur l'état du canal
en avant de la stricture. Là les lésions sont d'un ordre
purement vital ; elles sont antérieures ou consécutives
à la perforation uréthrale.

Tout d'abord, nous savons que le rétrécissement
peut être d'origine traumatique ou d'origine blennor-
rhagique. Le traumatisme ne produit généralement
qu'une stricture limitée à la portion restreinte du
canal qui a été lésée, de sorte qu'en avant la muqueuse et les tissus sous-jacents sont absolument
sains. Mais la blennorrhagie, tout en portant princi-
palement son action sur la région bulbeuse, se diffuse
un peu en avant, de sorte qu'indépendamment d'un
rétrécissement serré sous le pubis, on trouve souvent
plusieurs strictures dans le pénis, ou bien encore un
rétrécissement en chapelet, avec des dilatations intermédiaires qui font croire à la multiplicité des lésions ;
souvent le canal est, dans une longueur de plusieurs
centimètres, induré, tortueux. J'ajoute qu'à la suite
de la perforation de l'urèthre, l'urine cesse en partie
ou tout à fait de passer par le canal ; or il résulte de
la cessation des fonctions de l'urèthre ce qui arrive de
tous les conduits qui ne fonctionnent plus : ils s'atro-
phient, ou du moins leur cavité diminue. Nous
voyons le même phénomême se produire au-dessus de
l'anus contre nature, et c'est pour cela en partie qu'on
a donné le précepte d'injecter dans le bout inférieur de
l'intestin les matières chymeuses qui sortent du bout

supérieur. Ainsi, en avant de l'obstacle, le canal est rétréci pathologiquement ; il est rigide, tortueux, irrégulier.

Faisons remarquer que, parmi les lésions que le rétrécissement a produites, celles qui résultent directement de l'obstacle mécanique, comme la distension de la vessie et des uretères, restent seules stationnaires ; les autres, qu'elles soient en avant ou en arrière de l'obstacle, que ce soient des lésions d'ordre vital ou d'ordre chimique, tendent chaque jour à s'exagérer, la lésion qui les produit persistant indéfiniment.

Résumons ce qu'il y a à faire contre un tel état de choses. Les indications sont précises, il faut : 1° lever l'obstacle situé dans l'urèthre ; 2° s'opposer en même temps aux altérations chimiques de l'urine qui stagne ; 3° supprimer l'écoulement de ce liquide par la fistule. Voyons par quels moyens thérapeutiques on a cherché à atteindre ce triple but.

CHAPITRE II.

DISCUSSION DES DIFFÉRENTS MODES DE TRAITEMENT DES FISTULES URINAIRES, PRINCIPALEMENT DE LA SONDE A DEMEURE.

Je laisse de côté les diverses opérations par lesquelles on cherche l'oblitération de la fistule sans s'occuper de l'état du canal ; de l'aveu de tous, elles sont illusoires. Contre le rétrécissement on a employé différents procédés que l'on peut diviser en : 1° procédés de lenteur et de douceur ; 2° procédés de vitesse et de force. Je ne parlerai de ces différents modes de traitement que pour en faire la critique et voir quels sont leurs défauts au point de vue spécial du rétrécissement avec fistule.

Parmi les procédés de vitesse , la dilation forcée est absolument abandonnée maintenant. La divulsion et l'uréthrotomie interne sont, somme toute, deux manières de faire à peu près identiques dans leurs effets lorsqu'elles s'adressent à des rétrécissements fibreux capables de produire des fistules, car ils sont circulaires, complets, et la divulsion ne peut élargir le canal que par la déchirure du tissu fibreux et de la muqueuse qui y adhère. Aussi voyons-nous M. Gosselin les comparer dans leurs effets.

L'uréthrotomie a été systématiquement employée par quelques chirurgiens pour guérir d'emblée et radicalement tous les rétrécissements. Assurément, si cette opération n'avait pas une valeur réelle, il lui eût été impossible de résister à des éloges aussi immodérés. Ses indications doivent être limitées aux cas où la dilatation lente est impuissante, quand le rétrécissement est traumatique ou bien quand il est élastique et revient rapidement sur lui-même après avoir été dilaté. Dans le cas où le rétrécissement qui a produit la fistule est traumatique et ancien, il est souvent indilatable, et nous ne faisons aucune objection à l'emploi de l'uréthrotomie : elle donne une section nette de la stricture annulaire et, comme le canal est souple en avant d'elle, le résultat obtenu est bon, du moins pour ce qui concerne l'urèthre. Souvent, dans ces cas, on obtient ainsi facilement la guérison rapide des fistules. Mais, quand le rétrécissement a pour ori-

gine une blennorrhagie, nous avons vu que la plupart
du temps le canal est modifié dans une grande étendue et une notable profondeur ; alors il faudrait une
incision longue et profonde qui n'est pas sans danger
et qui d'ailleurs n'est pas suffisante ; car, ainsi que
Civiale le fait si justement observer à propos du traitement des fistules (1), on n'a rien fait en coupant le
rétrécissement, si on n'a pas modifié l'état des parois
de l'urèthre ; cet auteur déclare nettement que « la
première condition du succès est de rétablir dans son
état normal la partie de l'urèthre située en avant du
trajet fistuleux ;... qu'il ne suffit pas que le canal
puisse admettre une sonde d'un moyen calibre ;...
qu'il est indispensable de rétablir entièrement la souplesse et l'élasticité des parois uréthrales pour que
l'excrétion de l'urine puisse se faire aisément, la persistance de l'endurcissement et la rigidité des parois
contribuant, plus qu'on ne le pense, à entretenir la
fistule et à paralyser les moyens curatifs. » M. Gosselin reconnaît aussi (2) la justesse du reproche fait à
l'uréthrotomie de ne point modifier la rigidité des parois, et même il ajoute (p. 226) : « Si la récidive a
lieu, c'est parce que le tissu qui existait avant l'opération et celui qui la suit sont dépourvus d'extensi-
bilité, et continuent à avoir une tendance, sur le
contour de la plaie, à ce retrait annulaire, dont la conséquence forcée est la diminution du calibre.» Aussi,
l'uréthrotomie doit-elle être, à son avis, suivie de la

(1) Civiale, Traité pratique sur les maladies des organes génito-
urinaires, t. II, p. 446. 1858.
(2) Gosselin, Clinique chirurgicale de l'hôpital de la Charité,
t. II, p. 224, 1873.

dilatation consécutive. C'est d'ailleurs l'opinion actuelle de la majorité des chirurgiens, par exemple de MM. Voillemier (1), Dolbeau (2), Panas, et je m'étonne que mon collègue et ami le Dr Reverdin, ait pu dire dans son excellente thèse (3) : « Ce n'est plus l'incision qui est un adjuvant de la dilatation, c'est la dilatation qui est un adjuvant de l'incision.» L'uréthrotomie, en débridant l'obstacle le plus serré, rend plus facile l'introduction des instruments dilatateurs ; mais c'est au moyen des bougies qu'il faut chercher la plus grande somme de dilatation, si on veut qu'elle soit durable.

Au point de vue spécial du traitement des fistules, ceux qui admettent qu'il faut, après avoir dilaté l'urèthre, empêcher le passage de l'urine par le canal au moyen de la sonde à demeure, ou ceux qui cherchent, comme le dit Civiale, à rendre au canal par la dilatation temporaire la souplesse indispensable à l'intégrité de ses fonctions, ceux-là pourraient croire qu'au moyen de l'uréthrotomie on gagne du temps, puisqu'on élargit l'urèthre assez pour qu'il admette d'emblée une sonde n° 16 ou 20 ; mais nous ferons remarquer que cette sonde ne demeure que pendant quarante-huit heures au plus, et qu'il faut, pour se permettre de reprendre la dilatation du canal par les bougies, attendre encore au moins quinze jours, au bout desquels on a perdu au moins deux ou trois numéros

(1) Voillemier, Traité des maladies des voies urinaires, t. I, p. 310. 1868.
(2) Dolbeau, Clinique chirurgicale, p. 329.
(3) Reverdin, Etude sur l'uréthrotomie interne, p. 29, th. de Paris. 1871.

de la filière. L'uréthrotomie ne donne donc point, en somme , un élargissement définitif ; elle suspend le traitement pendant deux semaines. Or, plus loin nous verrons des fistules presque guéries pendant ce temps-là au moyen de la sonde à demeure.

Ainsi, au point du vue du résultat, au point de vue du temps, l'uréthrotomie interne n'est pas une opération supérieure comme valeur. Nous ajoutons que parfois elle ne procure même aucun avantage. Nous savons en effet que, dans la majorité des cas de fistules, le rétrécissement forme dans le canal malade une sorte de talus dont la pente est courte en avant, mais dont le revers est long du côté de la vessie et descend souvent à pic jusqu'au fond de la poche urineuse où débouche la fistule ; ainsi la poche urineuse forme au-dessous de la courbe normale du canal un diverticule plus ou moins anfractueux, dont la largeur augmente progressivement à partir de la vessie et se termine brusquement au niveau de l'obstacle. Si on vient à couper le rétrécissement, si on réussit à le détruire complètement d'emblée, en faisant la section à la face inférieure du canal, on a bien supprimé la saillie que le rétrécissement faisait du côté antérieur de l'urèthre ; mais en coupant le sommet du talus, on n'a pas détruit la différence de niveau qui existe entre le canal sain et le fond de la poche urineuse, celle-ci subsiste, et à chaque miction l'urine s'engouffre dans ce diverticule et cherche à en sortir par la voie la plus facile ; l'urèthre est libre, il est vrai, mais il occupe un niveau supérieur à celui de la fistule, et comme celle-ci n'est pas plus difficile à franchir que le canal, l'urine s'y engage en définitive, au moins en partie, et dans

l'intervalle des mictions il en demeure quelque peu
dans les clapiers. D'où il suit que, tout en modifiant,
en diminuant l'obstacle, la section ne l'a pas supprimé
complètement. L'uréthrotomie interne ne répond donc
qu'à quelques-unes des indications ; elle ajoute temporairement à l'état du malade quelques chances
nouvelles d'accidents, n'abrège point la durée du
traitement, n'est jamais suffisante à elle seule et pas
toujours utile. Elle doit être réservée pour les rétrécissements que l'on a reconnu réfractaires de fait à
toute dilatation pendant un certain temps ; c'est une
opération de nécessité et non de choix. Souvenons-
nous que d'ailleurs elle ne dispense pas de la dilatation permanente ou temporaire.

L'uréthrotomie externe remplit deux des conditions
du traitement des fistules ; elle permet de section-
ner le rétrécissement d'une façon complète et, en
même temps, de modifier les tissus périnéaux au
moyen d'incisions longues ; dans cette opération on
ouvre assez largement la poche pour que l'urine n'y
séjourne plus. Mais, lorsque la stricture occupe une
certaine longueur, lorsque, par exemple, l'urèthre est
rétréci presque jusqu'au niveau du gland, l'uréthrotomie externe ne peut rendre à tout le canal sa souplesse
et son calibre ; il faut donc en même temps employer
la section interne ou la dilatation. Et, dans tous les cas,
la nécessité de détourner l'urine des tissus dont elle gê-
nerait la cicatrisation, et d'autre part celle d'empêcher
la cicatrice d'être trop étroite, obligent à poser dans
l'urèthre une sonde à demeure, sonde qui agit par son
canal pour enlever l'urine et par le volume de son cy-

lindre pour fournir un moule à la restauration du canal.

Ainsi l'uréthrotomie externe ne suffit pas à elle seule à la cure du rétrécissement et de la perforation uréthrale; d'ailleurs nous savons qu'elle-même peut laisser à sa suite une fistule. Quand il est impossible de franchir le rétrécissement avec le plus petit instrument, il est évident qu'une seule opération s'impose, c'est l'uréthrotomie sans conducteur; mais, avant de se décider à une opération pareille, dont les inconvénients sont certes bien plus nombreux que ne le prétend Syme, et qui peut causer la mort, il faut avoir déjà tenté la cathétérisme avec une patience extrême et pendant de longues semaines; car rappelons-nous bien qu'il n'y a point, dans le cas de fistules uréthrales, d'opérations urgentes; puisque l'urine n'est plus retenue dans la vessie; les raisons qui forcent de recourir immédiatement à l'uréthrotomie pour détruire un rétrécissement infranchissable dans le cas de rétention complète, n'existent plus quand l'urine s'est faite elle-même un conduit anormal.

Passons à la critique du traitement des rétrécissements avec fistules par la dilatation progressive. C'est, comme nous l'avons vu, un mode de traitement qui est nécessaire, même après l'uréthrotomie ou la divulsion, et c'est aussi par là qu'on doit toujours essayer de guérir les strictures. La dilatation extemporanée est un moyen excellent sous tous les rapports, ainsi que mon collègue Curtis l'a établi dans sa thèse (1); mais il n'est suffisant que contre les stric-

(1) Curtis. Du traitement des rétrécissements de l'urèthre par la dilatation progressive, th. de Paris. 1873.

tures peu serrées et facilement dilatables ; or nous avons vu que pour produire une perforation de l'urèthre il faut un rétrécissement fibreux, serré, par conséquent peu dilatable ; il faut donc se résigner à laisser de côté la dilatation extemporanée dans ces cas, sous peine de maintenir son malade en traitement pendant un temps indéfini. Il est encore une condition qui contre-indique absolument l'emploi de la dilatation faite ainsi, c'est la difficulté même à passer l'instrument, qui fait qu'on n'est jamais sûr de pouvoir introduire une nouvelle bougie. Aussi, du consensus général il est admis que cette manière de faire est est 'impraticable dans le cas de fistules urinaires. Ceux qui, tout en recourant au traitement par la sonde, ne veulent pas la laisser à demeure, font la dilatation temporaire.

Ce mode de traitement est assurément excellent pour vaincre un rétrécissement médiocrement résistant ; mais il ne suffit pas plus que la dilatation extemporanée dans le traitement du rétrécissement avec fistule qui est précisément peu dilatable. D'ailleurs, que le malade pisse pendant qu'il porte sa bougie ou qu'il pisse après, il n'en arrive pas moins que l'urine passe par le canal ; et même si l'on emploie une sonde, sous l'influence des efforts les plus minimes de la vessie, le liquide glissera autour de l'intrument, au moins tant que son calibre sera minime. C'est pour ces diverses raisons que les auteurs reconnaissent l'insuffisance de la dilatation non permanente. D'ailleurs ce traitement ne s'adresse qu'à un des éléments de la maladie, l'obstacle mécanique ; il ne fait rien contre les

altérations chimiques de l'urine résultant de la stagnation.

Aussi, pour réunir dans un même mode tous les
temps du traitement, beaucoup ont-ils employé la sonde
à demeure. C'était au commencement de ce siècle un
procédé fort usité ; mais il n'a pas manqué de détrac-
teurs, si bien que M. Reliquet ne le mentionne qu'à re-
gret et seulement pour en faire ressortir, sur la foi de
M. Mercier, tous les graves inconvénients, et pour
en affirmer l'impuissance. M. Curtis, traduisant
l'opinion de son maître M. Guyon, la déclare également dangereuse, quoiqu'il lui accorde bien quelques
avantages. Mais, si l'on cherche à se rendre compte
de la valeur des griefs invoqués contre elle, on trouve
que la sonde mise à demeure est moins coupable qu'on
ne le dit et que les accidents qu'elle produit sont surtout justiciables de son mode d'emploi défectueux.

Pour expliquer le discrédit où est tombée la dilatation permanente dans le traitement des fistules, il faut
d'abord nous rendre compte du but que l'on cherchait
à atteindre par son moyen et voir comment on l'em-
ployait ; de cette façon nous trouverons la cause des
accidents qu'on lui a attribués, accidents qu'il était
facile d'éviter en prenant quelques précautions dont
nous ferons, avec Thompson, ressortir l'importance.

Quelque idée que les chirurgiens se fassent du
mode d'action mécanique, vital ou inflammatoire de la
sonde, il est certain que tous ceux qui l'ont mise à demeure pour guérir une fistule urinaire ont toujours
cherché à substituer au canal naturel un canal artificiel par où l'urine pût s'écouler de la vessie jusqu'au
dehors sans passer par la fistule ; c'est une voie de

dérivation qu'ils désiraient obtenir ; aussi cette pensée les a-t-elle amenés à introduire dans l'urèthre les sondes les plus grosses possible pour remplir le canal et pour que les mucosités ne puissent obstruer l'instrument. Par la compression excentrique exercée sur la stricture, quelques-uns pensaient obtenir ainsi son ampliation mécanique en même temps qu'une transformation moléculaire de son tissu, permettant à la trame de conserver l'allongement produit. On retirait parfois d'excellents résultats de la sonde ainsi appliquée, mais seulement dans le cas rare où l'urèthre était d'une tolérance exceptionnelle pour les instruments ; or chacun sait que cette tolérance s'obtient rarement ainsi et que, pour émousser la sensibilité de la muqueuse, il faut imiter ce que Civiale a enseigné de faire avant de pratiquer la lithotritie : habituer progressivement l'urèthre au contact d'instruments de plus en plus volumineux, afin qu'il ne se révolte pas au moment de l'emploi du lithotriteur.

Or cette accoutumance de l'urèthre s'obtient quelquefois difficilement, et on arrive soit à l'impossibilité d'introduire un instrument métallique de 8 millimètres de diamètre, soit à la production d'une uréthrite ou d'accidents fébriles attribués à l'irritation violente du canal ; et cependant, d'une part le canal s'il est sain n'est pas calibré par l'instrument, et de l'autre le séjour de celui-ci n'est pas prolongé. Il nous semble qu'on ne devrait pas tant s'étonner que le malade ne puisse supporter dans son urèthre la présence d'un instrument qui le calibre, fût-ce même en un seul point ; car tout le monde sait combien une pression permanente devient pénible quand elle s'exerce sur une partie aussi éminemment sensible que la muqueuse uréthrale. Cependant c'est sur le compte de la méthode qu'on met les accidents inévitables en ce cas de douleur, d'uréthrite ou d'inflammation de voisinage ; j'ajoute que ces accidents sont observés surtout quand le volume de la sonde est tel qu'elle a presque la rigidité d'un intrument métallique. Quoi qu'il en soit, les auteurs les plus partisans de la sonde à demeure, comme M. Voillemier, déclarent que souvent on se voit obligé d'interrompre le traitement pour laisser reposer le canal, et qu'en somme on n'obtient la guérison qu'avec beaucoup de temps , car les désordres se reproduisent fatalement pendant les intermissions, par suite du passage nouveau de l'urine au travers des fistules.

Outre la douleur et l'uréthrite causées par la sonde et nécessitant des suspensions dans le traitement, accidents qui cessent en définitive bien vite quand on la retire et qui ne sont d'aucune gravité , on a reproché à la dilatation permanente de bien plus grands méfaits. Depuis le mémoire de M. Mercier (1), la plupart des chirurgiens ne veulent plus entendre parler de la sonde à demeure, parce qu'elle peut déterminer des cystites, des gangrènes de la muqueuse de l'urèthre ou de la vessie, même la perforation de ce viscère. Mais, ainsi que le déclare M. Voillemier (page 431), « ces accidents sont rares ; ils ne se rencontrent guère que chez des vieillards et des individus cachectiques. J. L. Petit, Saviard, Desault, Boyer, les

(1) Mercier, Mémoire sur les inflammations, ulcérations et fistules de l'urèthre produites par le séjour des sondes dans le canal. Journal des connaissances médico-chirurgicales, p. 143. 1840.

connaissaient, et ils en ont rapporté des exemples. Cependant ils employaient la sonde à demeure, parce qu'ils savaient tenir compte de l'âge et de la constitution des malades ; parce que, tout en signalant les inconvénients de ce mode de traitement des fistules, ils le regardaient comme le meilleur. »

Mais de plus, si l'on se reporte au mémoire même de M. Mercier, on voit que les auteurs qui le citent en ont tiré des conclusions tout autres que celles qui y sont réellement. Ainsi, sur la foi de M. Mercier, quelques-uns disent que la sonde à demeure donne toujours des accidents, et ils la proscrivent absolument. Or ses conclusions sont tout autres, car il avoue lui-même que c'est à l'abus et non à l'usage méthodique de ce moyen qu'il faut attribuer les accidents qu'on lui impute. « Ne demandons, dit-il, aux sondes à demeure que ce qu'un praticien prudent leur doit raisonnablement demander ; ne les employons que comme moyen de donner issue à l'urine quand on ne peut faire autrement ; et pour cela choisissons-les de forme, de volume et de souplesse tels qu'elles n'agissent que le moins possible sur la vessie et l'urèthre. » Qu'on lise les observations publiées dans ce mémoire, et l'on verra que presque tous les cas de gangrène de la vessie, d'ulcérations de l'urèthre ont été observés chez des malades vieux, cachectiques, atteints de rétention urinaire par hypertrophie prostatique, tandis qu'il n'y a qu'un cas de rétrécissement du canal ; et voici comment l'auteur explique ce fait (p. 147): « Dans les rétrécissements on commence ordinairement par des instruments très-fins, très-flexibles par conséquent, et ce n'est que vers la fin du traitement qu'on arrive à l'emploi de ces sondes qui, en raison de leur grosseur, ont nécessairement beaucoup de rigidité, tandis que c'est ordinairement par celles-ci qu'on débute dans les maladies de la prostate, et que c'est d'elles qu'on se sert pendant tout le traitement. » M. Mercier ne proscrit la sonde à demeure que dans le traitement de l'hypertrophie de la prostate en raison de l'âge avancé des malades, du volume exagéré de la sonde; tandis que la plupart des ennemis actuels de ce moyen le proscrivent partout et toujours.

Quoi qu'il en soit, nous devons dire pour quelles raisons les sondes à demeure donnent des accidents. La rigidité de l'instrument est une conséquence à peu près forcée de sa grosseur, du moins dans le traitement des fistules où l'on n'emploie guère que les sondes en gomme dont le canal est relativement beaucoup plus large que dans celles de caoutchouc : on redoute avec raison l'obstruction de l'instrument par des mucosités. Or une sonde en gomme qui atteint 5 à 6 millimètres de diamètre devient d'une rigidité presque métallique, et il n'est point étonnant qu'on la voie ulcérer le bec de la prostate, la partie correspondante de la vessie, l'urèthre même au niveau du ligament suspenseur, là où, dans la flaccidité, la portion pénienne fait un coude à angle aigu. En dehors des cas d'hypertrophie prostatique, on pourrait éviter cet accident en plaçant une sonde de calibre minime, mais nous verrons plus loin qu'on la croit insuffisante et pour produire la dilatation de l'urèthre, et pour dessécher les fistules.

On a accusé la sonde à demeure d'exposer à la perforation de la vessie par le fait de la saillie de son bec dans l'intérieur de cet organe. Assurément il est dangereux de laisser dans la vessie un corps rigide en permanence, et je m'étonne que Civiale n'ait pas obtenu d'accidents plus fréquents par l'emploi de la sonde à demeure, car il avait adopté une pratique bien dangereuse : « ayant déterminé, dit-il, le point de la longueur de la sonde où les yeux pénètrent dans la vessie, on arrête l'instrument de manière que son extrémité ne fasse pas une saillie de plus de *quatre centimètres* dans l'intérieur de ce viscère. et l'on place les ligatures extérieures à *quatre centimètres* de l'extrémité du gland (1). » Eh bien, il est certain que la saillie permanente de 4 centimètres de la sonde, qui peut se doubler si elle vient à rentrer accidentellement ne peut être innocente et qu'il faut l'éviter. Pour cela il ne faut pas, à notre avis, imiter la manière d'agir de M. Guyon ; M. Curtis dit (2) que son maître, dont l'habileté et la sagacité sont cependant bien connues, ne pratique la dilatation permanente qu'au moyen de bougies, et qu'il ne la conseille que tant que l'instrument employé est petit. Assurément nul ne songe à accuser de grand crime, si ce n'est de celui d'impuissance, la dilatation permanente faite avec de petits instruments ; mais, quand on arrive à en employer dont le bout rigide reste saillant dans l'organe, il est impossible d'admettre qu'on puisse choisir des bougies, car on ne peut jamais avec elles savoir à coup sûr quand on a franchi le col. Aussi je ne m'étonne point que M. Guyon repousse l'usage de la dilatation perma-

(1) Civiale, loc. cit., t. 1, p. 246.
(2) Curtis, loc. cit., p. 50.

nente, quoiqu'il admette qu'on puisse la faire au début ; c'est qu'alors son instrument étant petit ne peut nuire ; plus tard, s'il a mis à demeure des bougies un peu grosses, il a dû en voir résulter des inconvénients graves, dont il n'aurait dû accuser que la nature de l'instrument avec lequel on ne peut déterminer le moment où il franchit le col. Pour nous, la dilatation à demeure doit être faite avec des instruments creux.

Nous sommes bien forcé d'admettre qu'il faut commencer la dilatation permanente par l'emploi des bougies, mais il faut leur substituer les sondes dès qu'on le peut, et n'employer jamais celles qui ont au-delà de l'œil un prolongement quelconque.

Voilà l'explication de quelques-uns des accidents reprochés à la dilatation permanente. Ils peuvent être évités facilement pour la plupart. Toutefois il serait ridicule de prétendre que par cette méthode on n'observe jamais d'accidents, car on en voit survenir avec tous les modes de traitement employés contre le rétrécissement avec fistules ; mais on peut les éviter facilement dans la majeure partie des cas.

Nous avons dit que la plupart cherchent à dilater mécaniquement l'urèthre et que, suivant l'expression de Civiale, la sonde doit agir en partie comme un *coin*. C'est une erreur double, d'abord parce que faite ainsi, la dilatation est insupportable, comme nous l'avons vu, puis parce qu'elle ne donne pas d'aussi bons résultats quand elle réussit. Maintenant qu'on n'a plus la prétention de guérir radicalement les rétrécissements de l'urèthre, qu'on a pour but unique d'enrayer pour un temps les accidents qu'ils produisent et, si je puis ainsi dire, d'obtenir une guérison provisoire, on cher-

che, non plus à les détruire, mais à les modifier. Or,
quelle que soit la façon dont on comprend le mode
d'action de l'instrument, on s'accorde à dire que les
dilatations les plus rapides sont les moins bonnes, et
qu'elles sont plus fréquemment suivies de la récidive.
C'est là la cause du singulier reproche qu'on a fait à la
sonde à demeure, en disant qu'elle marche trop vite et
que par conséquent elle réussit mal. Mais si elle va
trop vite il n'est rien de plus simple que modérer sa
marche : on n'a qu'à employer des instruments moins
gros, à ne pas les changer si souvent, à se garder autant que possible, en un mot, de calibrer le canal et
d'aller vite. Mais on objecte que, si cette retenue peut
être acceptée quand on traite seulement un rétrécissement, il n'en est plus de même quand on cherche à
tarir en même temps une fistule ; et la nécessité de
dériver l'urine pousse perpétuellement, même les partisans de la dilatation non mécanique, à employer des
sondes de gros calibre, qui exposent aux accidents que
l'on sait. On se trouve donc, quoi qu'on fasse, dans une
impasse ; car, si l'instrument est trop gros, la dilatation ne vaut rien, et s'il est trop petit il est lui-même
insuffisant pour tarir la vessie.

En effet, voyons comment se comportent les chirurgiens qui emploient la sonde à demeure dans le traitement des fistules. Lorsqu'ils ont réussi par le séjour
d'une bougie à dilater assez le rétrécissement pour
qu'il puisse admettre une sonde d'un volume quelconque, ils l'introduisent aussitôt et la choisissent de grosseur telle qu'elle remplisse la stricture ; ils reconnaissent bien que l'instrument ne sera pas très-utile au
rétrécissement et qu'il pourra provoquer des accidents

douloureux ou inflammatoires qui forceront peut-être
à suspendre le traitement, mais il y a la fistule à
laquelle ils songent avant tout. Or, la sonde ayant pour
but de soutirer continuellement toute l'urine à la vessie sans qu'elle passe par le canal, on la choisit grosse,
afin qu'elle fournisse au liquide un écoulement facile,
et ne soit pas obstruée par des mucosités. Mais, en
supposant même que l'instrument soit suffisant au
premier moment, on éprouve bientôt des mécomptes
qui tiennent à la vessie, au canal et à la sonde elle-
même.

En effet, au bout de peu de temps la stricture se re-
lâche et l'instrument devient libre dans le canal ;
lorsque l'urine quitte la vessie, elle trouve donc deux
chemins devant elle : celui de la sonde et l'intervalle
annulaire qui sépare celle-ci des parois uréthrales ; et
cette seconde voie tendant toujours à s'élargir par suite
de l'action dilatatrice de l'instrument, finit par l'emporter en largeur sur la première. On se trouve alors
dans l'alternative ou de changer chaque jour l'instrument, ce qui fatiguera et surmènera l'urèthre, ou de
laisser à demeure une sonde insuffisante.

L'instrument lui-même peut être obstruée par le
séjour dans son intérieur d'une urine chargée de sels
ou de muco-pus ; il s'y fait des incrustations qui abou-
tissent à l'obstruction de son canal.

En tous cas, quand même la sonde resterait largement ouverte et calibrerait le rétrécissement, il n'en
est pas moins certain que, pour que l'urine passe au
travers d'elle, il faut que la vessie se contracte. Or,
quand le calibre de l'instrument est petit, il ne rem
plit pas le col vésical et alors l'urine est poussée au-

tour de lui, tombe dans la poche uréthrale et, se trouvant arrêtée au point où le canal est le plus étroit, c'est-à-dire au rétrécissement, elle s'insinue par les fistules.

D'autre part, la vessie étant forcée, atone, une certaine quantité de liquide y séjourne toujours à la fin de la miction ; de là elle passe facilement dans l'intervalle des mictions volontaires, «à côté du cathéter, le long de l'urèthre, et de là dans les fistules, par la force de l'attraction capillaire ; et ainsi le but que l'on supposait possible à atteindre (le dessèchement des fistules) n'est jamais et ne peut jamais être atteint (1)».

En attendant que la sonde soit grosse, on n'obtient presque rien pour la guérison. Quand elle atteint des dimensions supérieures, qu'arrive-t-il ? Pour peu qu'elle force légèrement le rétrécissement, elle y cause une douleur si intense qu'elle devient intolérable et qu'on est obligé de la retirer, sous peine de voir se produire des accidents locaux ou généraux graves ; et le traitement se trouve suspendu pour un certain temps pendant lequel le rétrécissement s'accroît de nouveau, ainsi que nous l'avons vu. Mais supposons que cette grosse sonde soit tolérée; ses dimensions, sa rigidité irritant le canal là où la muqueuse est le plus sensible, c'est-à-dire au niveau de la fistule, elle y entretient une inflammation qui empêche précisément la cicatrisation de son orifice interne, ou bien elle distend mécaniquement les lèvres de cet orifice et les agrandit. Dans l'un et l'autre cas, ou n'obtient parfois la cicatri-

____

(1) Thompson. Clinical lectures on diseases of the urinary organs, second edition, p. 91, 1869.

sation de la fistule qu'en retirant la sonde à demeure, ainsi que le raconte Boyer (1), grand partisan pourtant de ce moyen thérapeutique.

Pour remédier à l'insuffisance de l'écoulement même par une sonde grosse, inconvénient qui tient ainsi que nous l'avons vu en partie à la faiblesse du calibre relatif de l'instrument et en partie à l'atonie de la vessie, on a proposé de laisser la sonde constamment débouchée. Mais alors il peut se faire, quand elle est large, que l'air s'introduise par son canal béant jusque dans la vessie, pendant des quintes de toux, par exemple ; or la plus petite quantité d'air mise en contact avec une urine chargée de pus ou de mucus y détermine facilement, soit par son oxygène, soit par les particules organiques qu'elle contient, un travail de fermentation, de décomposition essentiellement nuisible.

Il n'est peut être pas hors de propos de dire ici que certains accidents fébriles consécutifs au cathétérisme pourraient, avec raison, être attribués à l'entrée dans la vessie d'une quantité quelconque de l'air ; il y a en effet des cas où le cathétérisme fait dans un but d'exploration est suivi d'un accès fébrile parfois très-intense, accès qu'on ne peut pas toujours attribuer soit à l'absorption par le canal, d'abord parce qu'il ne s'est pas écoulé de sang indiquant une déchirure, ensuite parce que la miction s'étant faite par la sonde, aucune goutte d'urine n'a touché la muqueuse uréthrale, soit au réveil de lésions rénales, par une excitation réflexe partant du col vésical. Si la vessie est saine, la décom-

(1) Boyer, Traité des maladies chirurgicales, t. IX, p. 276.

position de l'urine cesse vite et l'accident restant isolé n'est pas facile à expliquer par les théories actuellement admises. Mais dans le cas de fistule nous savons que la vessie est enflammée, et par conséquent l'urine déjà pathologique. Or, cette urine devenant ammoniacale, on conçoit qu'elle entretient l'état inflammatoire de son réservoir.

De plus elle altère très-rapidement les sondes elles-mêmes et on se voit obligé de les changer souvent ; elles perdent en effet leur poli, se couvrent de taches grisâtres, leur enduit se boursoufle, s'écaille, tombe en détritus, et l'instrument, réduit à la trame de son squelette devient absolument inutile (1).

(1) Pour déterminer quelle est la proportion d'ammoniaque nécessaire pendant un temps donné pour détruire les sondes de gomme, M. Denis, interne en pharmacie du service de M. Panas, a institué l'expérience suivante dont il a bien voulu me donner le récit.

« J'ai pris diverses solutions d'ammoniaque à différents titres une solution concentrée, des solutions au 10e, au 20e, au 50e, au 500e, au 1000e. J'ai introduit dans chacune d'elles un des fragments d'une même sonde.

1° Dans l'ammoniaque concentrée, l'attaque est pour ainsi dire immédiate ; cinq minutes après l'immersion un échantillon de 2 cent. de longueur se boursoufle, puis les parties soulevées se détachent à la manière d'écailles et se séparent complètement par l'agitation.

2o Dans les solutions au 10e, au 20e, au 50e, le même phénomène se produit avec une égale intensité, bien que moins rapidement, car l'altération ne devient manifeste qu'au bout d'une demi-heure.

3° Dans la solution au 100e, la destruction est moins complète et plus lente : elle ne se produit qu'au bout d'une heure.

4o Enfin dans les solutions au 500e et au 1000e, bien que manifestement altérée à la fin de l'opération, la sonde ne paraît attaquée qu'au bout de six heures environ.

« Ayant versé deux gouttes d'ammoniaque dans 300 gr. d'eau distillée, ce qui donnait une réaction extrêmement peu sensible au

Enfin la résorption incessante d'une semblable urine qui se fait facilement comme on sait (1) à la surface d'une muqueuse vésicale malade détermine la production de ces fièvres urineuses, de ces urinémies, dans lesquelles l'indication capitale est évidemment d'obtenir l'évacuation continuelle de l'urine. Nous verrons plus loin que lorsque cette évacuation continuelle est obtenue dans le cas de cystite, on voit la fièvre cesser, l'inflammation disparaître et la muqueuse débarrassée du contact de l'ammoniaque recouvrer de nouveau l'intégrité de ses fonctions et cesser d'absorber les liquides toxiques.

Il résulte de ces considérations qu'il ne peut être indifférent dans le cas de fistules de laisser à demeure un instrument qui expose à la pénétration de l'air

papier de tournesol, j'y ai introduit un nouveau morceau de sonde qui, au bout de vingt-quatre heures, était attaqué et ondulé.

« D'ailleurs un morceau de la même sonde placé dans de l'eau distillée pure n'était point altéré au bout de plusieurs jours. Il est donc permis de supposer que l'ammoniaque est sinon la seule, du moins la principale cause d'altération de la sonde. Cette altération consiste vraisemblablement en une saponification de l'enduit élastique. Lorsqu'une sonde a séjourné pendant vingt-quatre heures dans une des solutions les moins concentrées, au-dessous du 100_e, l'odeur ammoniacale diminue ou disparaît, de sorte qu'au bout de vingt-quatre heures elle est à peine appréciable, bien que les vases demeurent bouchés soigneusement. »

J'ai répété les expériences de M. Denis et je suis arrivé aux mêmes résultats. J'ai vu par exemple que, dans une solution au 100e, une sonde neuve était déjà dépolie au bout de cinq minutes et presque complètement détruite au bout de 1 h. 1/2 ; qu'au bout de ce temps une sonde était dépolie dans une solution au 1000e.

Je ferai remarquer que dans une vessie où le renouvellement de l'ammoniaque est constant et où ce gaz est à l'état naissant, la décomposition des sondes marche beaucoup plus vite et plus régulièrement.

(1) Alling, De l'absorption par la muqueuse vésico-uréthrale, thèse de Paris, 1871.

dans une vessie enflammée qui contient un peu d'urine muco-purulente, déjà alcaline et qui peut devenir ainsi d'autant plus toxique.

De plus, en débouchant la sonde, on se trouve forcé de placer entre les jambes du malade un urinal destiné à recevoir toute l'urine à mesure qu'elle s'écoule de l'instrument. Et alors, quand le malade est fatigué par un décubitus dorsal prolongé et veut se coucher sur le côté, il doit songer à y transporter son urinal. Ce réservoir est facilement renversé, l'urine s'écoule dans le lit, baigne le malade, l'expose à la production d'érythème, d'érysipèle, d'eschares même ; et en tous cas l'urinal fournit constamment des vapeurs urineuses dont l'absorption par la respiration n'est point indifférente. Et remarquons que la guérison des fistules par la sonde à demeure peut demander plusieurs mois, même entre des mains habiles ; M. Voillemier lui-même déclare (1) n'avoir obtenu dans un cas la guérison qu'au bout de quatorze mois, et cela parce qu'elle était constamment retardée par quelques petits accidents dans la marche du traitement.

De plus, le bout de la verge étant dans l'urinal se trouve exposé au contact de l'urine et il s'y développe très-facilement une balanite ulcéreuse qui complique encore le traitement.

Pour que l'urine s'écoule de la sonde dans l'urinal, il faut aussi que celui-ci occupe une position déclive absolument défavorable au dégorgement des callosités scrotales. Or tout le monde s'accorde à reconnaître que l'oblitération des fistules doit toujours être précédée de la fonte des indurations inflammatoires qui

(1) Voillemier, loc. cit., p. 428.

les entourent. On sait combien la position élevée favorise cette action. Aussi l'urinal en entraînant la nécessité d'abaisser la verge et de maintenir les bourses pendantes devient un obstacle à la guérison du phlegmon chronique qui entoure les fistules. D'ailleurs il empêche encore d'appliquer sur le périnée tel pansement compressif, émollient ou modificateur qu'on jugerait utile.

En débouchant la sonde, le chirurgien a donc placé malgré lui le malade dans des conditions défavorables à sa guérison ; et il n'est point étonnant que l'on prétende que la sonde à demeure est parfaite en théorie, mais médiocre dans l'application.

Ainsi, si la sonde est petite, il est admis qu'elle est insuffisante, et si elle est grosse, elle produit des accidents. Si elle est bouchée, l'urine passe autour d'elle, et si elle est débouchée, elle devient l'origine d'accidents ou de gêne.

Eh bien il nous faut maintenant démontrer d'abord qu'il n'est pas besoin d'employer de grosses sondes pour obtenir une dilatation sérieuse et persistante de l'urèthre ; puis, qu'au moyen d'un instrument ne remplissant pas le canal, il est facile d'obtenir le dessèchement complet de la vessie, et l'expulsion de l'urine au dehors sans qu'elle soit exposée à passer par l'urèthre et les fistules.

La plupart des auteurs admettent maintenant qu'il est impossible d'expliquer tous les phénomènes de la dilatation par des actions mécaniques et qu'il y a autre chose qui fait que le rétrécissement s'élargit. Ils reconnaissent que l'instrument produit une modification réelle que Hunter, Bichat et Dupuytren avaient soupçonnée et que ce dernier avait appelée *dilatation vitale*. Actuellement ce qualificatif sonne mal à l'oreille de la majorité des auteurs et ils reculent devant son emploi de peur de se lancer dans des théories métaphysiques et paraître donner des opinions pour des preuves. Aussi voyons-nous M. Voillemier lui substituer la théorie « dite de l'inflammation.» Voici comment il l'expose : « C'est un ensemble de phénomènes organiques, provoqués dans les parois de l'urèthre, par la présence d'un corps étranger, et qui ont pour résultat la résorption et l'atrophie des parties qui constituent les rétrécissements (p. 152). »

Pour faire valoir cette théorie, M. Curtis dit: « La principale preuve de cette manière de voir est tirée des phénomènes inflammatoires d'uréthrite qui résultent de la présence de la bougie, et surtout de l'*écoulement* muco-purulent, que M. Voillemier considère comme un phénomène indispensable, sans lequel la dilatation ne saurait s'accomplir. Mais les observateurs ont pu se convaincre que ni l'uréthrite, ni l'écoulement qui en resulte ne sont des éléments indispensables de la dilatation ; c'est là l'opinion de M. Guyon, fondée sur l'observation de cas nombreux où l'uréthrite et l'écoulement ont fait défaut (p. 64). »

Malgré la critique de la théorie inflammatoire contenue dans ce passage, M. Curtis, traduisant l'opinion actuelle, croit que le parti le plus prudent est d'en admettre la vraisemblance, tout en faisant des réserves basées sur l'importance des phénomènes qui lui servent de point de départ ; et comme on se laisse toujours influencer par les théories, il déclare que mieux vaudrait encore se rallier à la théorie vitale « qui ne suggère que des préceptes salutaires (p. 66) » que d'adopter la théorie mécanique.

Quant à moi, sans m'inquièter du danger qui est caché sous la dénomination de théorie *vitale*, c'est à elle que je crois devoir me rallier franchement, attendu que l'épithète d'inflammatoire n'indique rien de plus et qu'elle ne saurait expliquer certains faits. Dupuytren a justement insisté (1) sur ces cas où un rétrécissement infranchissable est dilaté par le séjour en avant de lui d'une bougie si fine qu'elle soit, de telle sorte qu'on peut le franchir au bout d'une ou de plusieurs heures de séjour. C'est un fait que tout le monde connaît et a pu vérifier ; il n'est pas de chirurgien qui n'essaie du séjour d'une bougie fine pour franchir un rétrécissement. Qu'est-ce donc autre chose qu'une dilatation par contact, dilatation qui se fait parfois non-seulement au voisinage, mais encore à une certaine distance de l'instrument ? Eh bien là, l'écoulement, l'uréthrite font défaut et l'inflammation n'a point eu le temps de modifier le rétrécissement.

Si donc il s'est laissé dilater, c'est par suite de modifications dites vitales. Est-ce le spasme qui a cessé, ou bien la congestion qui a diminué, la tonicité des vaisseaux qui a été surexcitée et qui a permis la déplétion vasculaire ? c'est possible, mais non démontré. En tous cas, la cessation du spasme n'est pas le seul phénomène obtenu, car la dilatation continue sous l'influence de petits corps mis à demeure et l'on ne peut croire que c'est toujours par la suppression du spasme, car ce serait lui attribuer la plus grande part dans le phénomène de la coarctation.

(1) Dupuytren, Leçons orales de clinique chirurgicale, t. III, p. 141, 1833.

En effet, lorsqu'on laisse une bougie même filiforme dans le rétrécissement, il arrive bientôt qu'elle y devient libre et glisse facilement ; malgré que son volume soit relativement en disproportion avec celui de la stricture, celle-ci continue à céder. On ne peut vraiment pas dire que ce soit par un processus mécanique; on ne peut pas davantage invoquer l'inflammation, car il n'est point indispensable pour que la dilatation soit bonne que le canal s'enflamme et suppure. Et même nous devons dire que plus on évite les phénomènes inflammatoires, plus on réunit de conditions pour obtenir une dilatation rapide et durable ; tandis que si on augmente progressivement le volume de l'instrument et si on le maintient toujours en rapport avec la dilatation obtenue, on irrite le canal, on s'expose à l'enflammer et on développe au plus haut point les propriétés d'élasticité et de rétractilité des tissus pathologiques. M. Panas insiste avec raison sur le danger qu'il y a à vouloir aller trop vite dans le traitement des rétrécissements par la dilatation permanente et il recommande d'aller avec beaucoup de prudence afin de n'avoir pas à suspendre le traitement pour le fait de précipitation. Nélaton insistait beaucoup sur ce qu'on va d'autant plus vite qu'on se presse moins, ce qui est la traduction du vieil aphorisme « *festina lente* ». Il en est de la dilatation comme des autres opérations en général: il ne faut par chercher à faire de l'escamotage, si je puis ainsi dire; et il faut se bien souvenir que le secret est tout entier dans ce paradoxe apparent, que pour obtenir une bonne dilatation, il faut agir comme si on ne tenait pas à la produire, c'est-à-dire qu'il faut employer de petits instruments. Un illustre praticien anglais, Thompson, est devenu le champion de cette méthode thérapeutique qu'il a fort bien exposée il y a quelques années (1). Voici comment il s'exprime : « Vous avez essayé, je suppose, la dilatation simple, et vous n'avez pas obtenu tout le progrès désiré (rétrécissements difficiles à franchir, comme ceux qui accompagnent les fistules); ou peut être les affaires du malade exigent un mode de traitement plus rapide. Dans les deux cas vous pouvez lui dire, « si vous pouvez me donner dix ou quatorze jours dans votre chambre, non pas nécessairement dans le lit, mais du moins au repos sur un sopha, je puis presque certainement vous mener du plus petit au plus haut calibre de la sonde », et c'est par « la dilatation continue »..... Vous fixez un petit cathéter qui, si c'est possible, est en gomme élastique et qui entre tout juste dans la vessie. Et vous devez prendre soin qu'il soit assez petit pour passer aisément et demeurer à l'aise dans le canal. Ces trois conditions étant données, vous avez un des plus sûrs et des meilleurs moyens de traiter le rétrécissement... Je le répète, trois conditions sont nécessaires pour réussir : vous devez avoir un instrument flexible; sa pointe ne doit pas s'enfoncer dans la vessie, et il ne doit pas remplir le rétrécissement, car, souvenez-vous en, ce n'est pas un procédé purement mécanique, vous ne devez pas chercher à distendre le rétrécissement comme un doigt de gant, mais *vous laissez le corps étranger séjourner dans le canal*. Si vous laissez un n° 1 un temps suffisamment long, vous pourrez, quand vous le retirerez, passer

_____

(1) Thompson, loc. cit.

un n° 10 sans vous servir de numéros intermédiaires.
Vous n'y pouvez laisser un instrument aussi petit,
parce que le courant d'urine l'entraînerait bientôt
dehors, et il est nécessaire d'en mettre un plus large
pour remplir le canal un peu plus. Si, quand vous
changez l'instrument, vous en placez un juste aussi
gros que le rétrécissement peut l'admettre, vous cau-
sez de la douleur et de l'irritation, et vous trans-
gressez le principe que je vous ai donné, de telle sort
que le résultat est moins satisfaisant. (p. 35). » Puis
il conseille,au bout de six, dix ou quatorze jours d'un
traitement ainsi fait, de maintenir l'effet de la sonde à
demeure en pratiquant la dilatation simple, sans séjour.

J'ai cru devoir citer textuellement ce passage de
Thompson, par la raison que toute la théorie de la
dilatation permanente y est résumée en peu de mots
et de la façon la plus nette. Je ne prétends pas que la
dilatation faite ainsi soit un procédé nouveau ; il est
simplement renouvelé, rajeuni, repris en sous-œuvre
et exposé avec des détails qui démontrent avec quelles
précautions on doit l'employer. Il est bien certain que
le discrédit où est tombée la dilatation permanente
tient exclusivement à l'absence de prudence avec
lequel on la tentait. Elle était donc devenue un procédé
de rebut, bon tout au plus in extremis, quand tous
les autres avaient échoué, ou bien un procédé de nécessité à employer pendant un ou deux jours et comme
préparation à la dilatation simple. Or, comme on le
voit, Thompson en fait un procédé de choix,bon pour
gagner du temps, et aussi pour produire un élargissement sérieux et durable,

Lorsqu'on a laissé pendant deux ou quatre jours une bougie n° 1 dans un rétrécissement demeuré infranchi pendant quinze, trente, quarante jours même, comme on le verra plus loin, on est parfois étonné que le canal soit assez large pour admettre d'emblée un n° 10 ; toutefois il faut bien se garder de placer alors un tel instrument à demeure, on ne doit dans ce cas introduire tout au plus qu'un n° 8 ; quand on enlève celui-ci au bout d'une dizaine de jours, le rétrécissement peut quelquefois admettre un n° 20.

Sous l'influence du séjour de la sonde, on voit les les indurations diminuer, disparaître non-seulement au contact de l'instrument, mais même à distance, et toutes les parties, canal et périnée, recouvrer leur souplesse normale ; dans le cas de fistules uréthrales, on assiste à la résolution rapide du phlegmon chronique du scrotum et du périnée ; or on sait que cette résolution est indispensable à la guérison des fistules.

De toutes les callosités inflammatoires que causent les strictures uréthrales ou les fistules, nulles ne sont plus rebelles que celles du gland. Or, l'an dernier j'en ai vu disparaître sous l'influence de la sonde à demeure, dans un cas où elles avaient résisté plusieurs fois à divers traitements.

Un homme de 36 ans ayant eu en 1859 un chancre du prépuce, puis deux ans après une blennorrhagie, commença, en 1870, à uriner difficilement : le méat était rétréci et le gland s'indurait sur les côtés du frein. Il se fit une série de petits abcès du gland qui demeurèrent fistuleux. Plusieurs traitements furent faits en vain.

Entré en 1872 dans un service de médecine, il fut soumis à un traitement par l'iodure de potassium et les bains sulfureux ; en même temps on pratiquait la dilatation temporaire du gland avec des bougies de cordes à boyau qui, par l'augmentation de calibre qu'elles acquièrent quand elles sont humides, étaient destinées à dilater énergiquement la stricture. La réaction inflammatoire que produisit ce traitement força de le suspendre pendant plusieurs mois. Au bout de quatre mois il passa dans le service de M. Panas ; on avait réussi, quelque temps auparavant, à franchir tout l'urèthre et à constater la présence de quatre rétrécissements serrés. Quand nous le vîmes, son gland était gros comme une petite orange mandarine, criblé de fistulettes, et d'une dureté cartilagineuse. Une bougie fine ayant réussi à passer un jour, il se déclara un phlegmon du scrotum et l'on s'aperçut en l'incisant que la bougie avait fait une fausse route dans la partie pénienne et qu'elle s'était enroulée dans la cavité de l'abcès. Cet abcès n'étant point exposé au contact permanent d'une urine altérée par l'air et stagnant dans des clapiers, se guérit vite sans fistules ; on parvint à placer une bougie n° 4, puis une sonde et le siphon. Immédiatement le gland commença à s'assouplir, non pas dans sa profondeur et au contact de la sonde, mais à sa périphérie, et il diminua de la moitié de son volume. Cependant, en vingt-cinq jours, le rétrécissement étant assez dilaté pour permettre l'introduction d'un n° 17, on enleva la sonde à demeure pour employer la dilatation simple. Les fistules étaient guéries et les indurations n'existaient plus que sous la muqueuse du canal. Mais on

s'aperçut bientôt que, par suite de la cessation de l
dilatation permanente, le rétrécissement revenait sur
lui-même très-rapidement et que le gland redevenait
aussi dur que par le passé. C'était vers la fin de 1872
et j'ai perdu de vue le malade.

Quelque incomplète que soit cette observation au
point de vue définitif, il n'en ressort pas moins le fait
de la résolution, de la fonte, de la disparition des indurations par la présence de la sonde à demeure. Et
nous prions de remarquer ici que, ayant la partie ré-
trécie à portée de l'observation, nous avons pu constater que la dilatation permanente s'est faite sans
aucun phénomène inflammatoire ; loin de voir le gland
snppurer davantage et les fistules fournir une plus
grande quantité de pus, nous avons, au contraire,
constaté la diminution, puis la suppression de l'écoulement et la guérison des fistules. La dilatation n'a
pu être faite mécaniquement, car nous avons vu que
précisément chez ce malade l'emploi de bougies essentiellement dilatatrices, celles de corde à boyau,
n'avait abouti qu'à enflammer davantage le gland et
l'urèthre.

A moins que le rétrécissement ne soit par trop
élastique, cas dans lequel il faudra le couper plus tard,
la dilatation permanente bien faite aboutit rapidement à un élargissement très-remarquable du canal,
mais, comme il ne suffit pas de dire que le malade
était en bon état au moment de sa sortie de l'hôpital,
comme il faut encore démontrer que la guérison est
durable, je citerai les deux cas suivants :

L'an dernier, un individu guéri dans le service de
M. Panas, par la dilatation permanente, d'un rétré-

cissement difficile à franchir, et chez lequel on pouvait le jour de sa sortie introduire une bougie n° 20, revint nous voir deux mois après pour des accidents indépendants de son urèthre ; il fut alors facile d'introduire une bougie n° 17, et cependant il n'avait depuis sa sortie de l'hôpital passé aucune bougie dans son urèthre.

Cette diminution de largeur du rétrécissement qui avait perdu trois numéros de la filière n'a rien de surprenant, elle est le fait de la suppression de la sonde à demeure et se produit dès le jour même. Mais, ce qui est très-remarquable, c'est qu'à partir de ce moment le rétrécissement soit resté dans le même état, preuve manifeste que la dilatation permanente est efficace et durable. Voici d'ailleurs un autre fait plus concluant, puisque la guérison persiste au bout de trois ans ; il m'a été communiqué par mon collègue Bouilly.

RÉTRÉCISSEMENT DE L'URÈTHRE. — FISTULE URÉTHRALE. — SIPHON VÉSICAL. — GUÉRISON.

Un homme âgé de 54 ans entre à Saint-Louis en 1870 pour un rétrécissement datant de trois mois, avec fistule périnéale. Le rétrécissement n'admettait, à l'entrée, qu'un n° 1 ; quelques jours après, on plaça le siphon vésical sur une toute petite sonde, et, au bout de vingt-trois jours, on pouvait placer un n° 12. Au bout d'un mois de traitement, la fistule périnéale était guérie ; six semaines plus tard, le malade sortait, passant un n° 16. Depuis lors, il a continué à se sonder d'une façon assez régulière. Rentré au mois d'oc-

tobre 1873 à l'hôpital Lariboisière, dans le service de
M. Panas, pour un catarrhe vésical, il ne portait plus
la moindre trace de fistule et son canal admettait
encore un n° 16.

Si efficace qu'elle soit, la dilatation permanente ne
donne des effets persistants qu'à la condition que le
canal sera maintenu en état par le moyen de la dilatation simple, faite régulièrement « d'abord tous les
quatre ou cinq jours, pendant une ou deux semaines,
puis une fois par semaine, une fois tous les quinze
jours ; finalement, il suffira que le malade conserve
l'habitude de l'introduire une fois par mois (1). »

CHAPITRE III

EMPLOI DU SIPHON VÉSICAL

Ainsi, nous avons établi l'efficacité de la sonde à
demeure dans le traitement des rétrécissements de
l'urèthre. Nous avons démontré qu'en la pratiquant
avec soin, en suivant certaines règles dans son emploi, on obtient d'excellents résultats, et cela sans
dangers. Et cependant, nous savons qu'on ne l'emploie
plus maintenant que comme un pis-aller dans le traitement des fistules urinaires ; c'est que, pour tous,
quand elle est suffisante par sa grosseur pour laisser
passer l'urine, elle devient bientôt intolérable pour le
canal, et quand elle est assez petite pour être tolérée,
elle est toujours insuffisante à l'écoulement de l'urine.
On a bien pensé à pratiquer l'aspiration de l'urine et,

(1) Curtis, loc. cit., p. 47.

pour remédier a l'insuffisance du calibre d'une sonde petite, on a voulu utiliser les lois de la capillarité. « Ainsi on a proposé, dit M. Voillemier, d'établir une sorte de siphon en plaçant dans la sonde quelques brins de coton pour servir de conducteur à l'urine ; mais cette mèche, qui diminue le calibre de la sonde, empêche les urines de couler, bien plutôt qu'elle ne favorise leur sortie. Divers autres moyens ont été imaginés dans le même but ; ils sont tous abandonnés avec juste raison (1). » Il est facile de vider une vessie quand on aspire l'urine avec une seringue dont le canon est introduit dans le pavillon de la sonde, quelque petite que soit celle-ci. Mais l'aspiration ainsi faite est trop forte ; de plus, comme elle est intermittente, l'urine continue quand même à s'accumuler dans l'intérieur de la vessie, et on demeure, dans l'intervalle des mictions passives, exposé aux chances de l'écoulement latéral à la sonde par suite des contractions involontaires de la vessie. Si donc l'on veut employer l'aspiration, il faut que la puissance aspiratrice réunisse les deux conditions suivantes : agir continuellement et posséder une force modérée, toujours égale.

C'est là le problème que M. Panas est parvenu à résoudre : sa sonde est armée d'un vide perpétuel, de telle sorte que l'urine s'écoule continuellement de la vessie, quelle que soit la petitesse du calibre de l'instrument ; la miction est rendue passive, car on supprime l'intervention des contractions de la vessie ; on évite le séjour de l'urine dans son réservoir, de telle

(1) Voillemier, Traité des maladies des voies urinaires, t. I, p. 429. 1868.

sorte que ce liquide ne peut plus s'y décomposer; on l'empêche de passer dans la poche urineuse et de là dans les fistules, dont la cause principale d'entretien est ainsi supprimée; « on prolonge en un mot les uretères jusque sous le lit du malade. » On obtient tous ces effets au moyen d'un simple tube de caoutchouc qui, plongeant par en bas dans l'eau, fixé par le haut sur le pavillon de la sonde, y pratique incessamment, par le mécanisme bien connu du siphon, et sans laisser entrer l'air, une aspiration modérée, régulière, de telle sorte que les dépôts urinaires se font peu facilement dans la sonde et que les mucosités, constamment évacuées, ne se prennent point en masse, ce qui empêche son obstruction. Comme le desséchement de la vessie se fait avec une sonde minime, on peut la maintenir à demeure, sans fatiguer l'urèthre, pendant un temps assez long pour permettre aux fistules de s'oblitérer, de telle sorte qu'on réalise les deux desiderata de la sonde à demeure, bien dilater le rétrécissement et bien dessécher la vessie. Le siphon, possédant une puissance aspiratrice constante, quelles que soient les inflexions que subisse sa portion intermédiaire, met le chirurgien à même de relever les bourses, de comprimer le périnée, d'appliquer des cataplasmes pour favoriser le dégorgement de ses indurations calleuses ; et le malade, pouvant se coucher comme il veut, évite la gêne d'un décubitus prolongé sur le même point. Enfin l'urinal est supprimé, le malade n'est plus exposé à être souillé par son urine, à en respirer les vapeurs, et il jouit cependant dans son lit de la liberté de tous ses mouvements.

Je n'ai pas besoin de faire ressortir la différence qu'il

y a entre le siphon vésical et la mèche introduite dans
la sonde pour faire siphon ; le premier favorise la sortie de l'urine, l'autre n'aboutit qu'à l'empêcher (1).

Le siphon vésical réunit donc en somme tous les
avantages de la sonde à demeure bouchée, puisqu'il ne
laisse point passer l'air, et ceux de la sonde débouchée,
puisque l'urine coule constamment, sans les inconvénients inhérents à ces deux modes d'emploi de la
sonde. Il s'adapte à un instrument avec lequel la dila--
tation peut être faite très-efficacement et sans dangers
pendant assez longtemps. Il combat donc les compli-
cations d'ordre vital ou chimique que nous avons étu-
diées à l'occasion des fistules; enfin il remplit de plus
une autre indication : l'aspiration faite continuellement avec une force modérée combat incessamment la
tendance qu'ont la vessie et les uretères forcés, sur-
menés à demeurer distendus ; elle met donc ces organes dans les meilleures conditions de vacuité pour que
leurs tuniques musculaires recouvrent leur tonicité,
leur contractilité et leur vigueur normales. Enfin, il
permet d'appliquer sur le périnée un pansement quelconque. La sonde à demeure dilate le rétrécissement; le
siphon, en supprimant la cause qui entretient les fistules, leur permet de se fermer ; de plus, l'inflammation
de l'urèthre, de la vessie, des uretères et des reins, résultant de la décomposition de l'urine disparaissent sitôt

(1) Dans le tome I de la *Revue des sciences médicales* de
M. Hayem, p. 989, 1873, nous trouvons l'indication d'un *instrument
pour déterger la vessie*, auquel son inventeur, le Dr Chwat de Var-
sovie, adapte un siphon. Mais ce siphon placé sur l'un des deux
pavillons de la sonde n'a d'autre but que d'aspirer les dernières
quantités du liquide injecté préalablement dans la vessie ; il remplace la seringue que l'on emploie en France pour cet usage. Il n'agit
que d'une façon temporaire.

que ce liquide ne stagne plus, de sorte que, en drainant la vessie, le siphon devient un des moyens les plus sûrs de s'opposer à la fièvre urineuse.

Nous pouvons encore ajouter que, n'exigeant ni pratiques manuelles délicates ni instruments difficiles à trouver, il peut être employé par les chirurgiens les plus timorés et par ceux que l'éloignement des grands centres met dans l'impossibilité de pratiquer certaines opérations délicates de l'urèthre, qu'ils n'ont point souvent l'occasion de faire.

Les deux faits suivants démontreront d'une façon péremptoire que l'action du siphon est réelle et efficace dans le traitement des fistules urinaires ; j'en ai été témoin, et j'en dois les observations à mon excellent collègue Valtat.

RÉTRÉCISSEMENTS URÉTHRAUX. — FISTULE. — SIPHON VÉSICAL. — GUÉRISON RAPIDE.

Froment, âgé de 54 ans, entre le 16 août 1872, dans le service de M. Panas, à Saint-Louis, salle Sainte-Marthe n° 9, pour un rétrécissement datant de quinze ans environ.

A cette époque il commença à éprouver de la difficulté pour uriner ; peu à peu son état s'aggrava et quatre ans plus tard la miction devint presque impossible. Il vit alors un médecin, qui le sonda pendant un mois. A la suite de ce traitement, il éprouva une amélioration notable. Les accidents, il est vrai, reparurent au bout d'un an, mais ils restèrent longtemps stationnaires et ne firent que des progrès très-lents, ce qui lui permit d'aller quelques années encore sans être trop incommodé.

Il y a six mois, son état empira sensiblement : la miction devint très-gênée, puis impossible, et bientôt il n'urina presque plus que par regorgement. En même temps il lui vint plusieurs abcès, dont un seul resta fistuleux au niveau du bulbe.

Comme antécédents, le malade accuse une chaude-pisse de longue durée à l'âge de 20 ans. Jusqu'à l'apparition des derniers accidents il a joui d'une santé relativement bonne, mais aujourd'hui il est profondément débilité et son état ne laisse pas que d'inspirer des craintes sérieuses.

Le cathétérisme permet de constater la présence de deux rétrécissements : l'un, peu important, est situé à quelque distance du méat ; l'autre, très-étroit, occupe la région bulbaire et ne peut être franchi, même avec une bougie filiforme.

Le scrotum forme une grosse tumeur rouge, phlegmoneuse, sur laquelle on voit plusieurs cicatrices saillantes et ombiliquées. Sur le raphé périnéal, immédiatement en arrière de la racine des bourses existe un orifice fistuleux de grande dimension par lequel l'urine s'écoule incessamment.

Prescription : cataplasmes, élévation des bourses.

Le cathétérisme tenté tous les jours, matin et soir, reste longtemps infructueux ; c'est seulement au bout de treize jours, le 29 août, que le rétrécissement peut être franchi avec une bougie n° 2 qui entre difficilement et est laissée à demeure pendant trois jours. Elle est alors (1er septembre) remplacée par une sonde n° 9 qui cause quelque douleur, et on installe le siphon vésical.

Le lendemain 2 septembre, la sonde a été bien supportée et le malade a cessé de mouiller ses draps. Un abcès, situé à la partie inférieure des bourses est ouvert et donne issue à une petite quantité de pus.

Les jours suivants l'amélioration est très-rapide; le scrotum diminue tous les jours et la peau s'assouplit. L'état général s'améliore et l'appétit revient.

Le 15. Le scrotum a repris son aspect normal et l'orifice fistuleux est presque oblitéré.

Le 30. On cesse le drainage; la fistule est complètement cicatrisée, et l'urèthre admet facilement une bougie n° 19. Le n° 20 passe, mais il cause de la douleur.

2 octobre. Le malade sort guéri complètement.

C'est là un exemple de guérison rapide, comme on le voit, puisque la durée d'application du siphon n'a été que de trente jours et que dans cet espace de temps on est parvenu à introduire, dans un rétrécissement très-difficile à franchir, une bougie n° 20. L'exemple suivant est plus remarquable encore.

RÉTRÉCISSEMENT URÉTHRAL. — FISTULES NOMBREUSES. — SIPHON VÉSICAL. — GUÉRISON TRÈS-RAPIDE.

Pasquiet, âgé de 52 ans, entre le 22 avril 1872, dans le service de M. Panas à Saint-Louis, salle Saint-Augustin n° 74, pour un rétrécissement uréthral compliqué de fistules nombreuses.

Une fois déjà, au mois de janvier, il s'est présenté, mais il n'est resté que quelques jours et on essaya en vain de le sonder.

Son affection a débuté il y a un an; à cette époque il s'aperçut qu'il restait longtemps à uriner; peu à peu le jet diminua et la miction devint très-difficile. Au bout de deux mois il lui vint un abcès au périnée ; il garda le lit pendant quinze jours, et à partir de ce moment son mal fit des progrès rapides ; un second abcès se montra, puis un troisième, et en même temps le tissu cellulaire des bourses devint le siége d'une vive inflammation qui aboutit à la formation de nombreuses fistules.

Son état est le suivant : le scrotum forme une tumeur du volume des deux poings, dure, phlegmoneuse, et très-douloureuse à la pression. Les orifices fistuleux sont au nombre de huit : cinq siégent sur le scrotum et les trois autres sont situés sur le raphé périnéal. Ajoutons que le malade est littéralement baigné d'urine et que son état général est loin d'être satisfaisant.

Comme antécédents, il n'avoue qu'une chaude-pisse à l'âge de 30 ans, et encore n'a-t-elle duré que fort peu de temps.

Le cathétérisme tenté tous les jours avec persévérance reste infructueux ; néanmoins, et c'est là un fait intéressant, le malade peut encore uriner et fournir un jet très-appréciable. C'est donc moins à l'étroitesse du rétrécissement qu'à sa direction tortueuse qu'il faut attribuer l'arrêt des bougies, même les plus fines au niveau du bulbe.

Prescription : Cataplasmes, élévation des bourses.

Le cathétérisme resté sans résultat jusqu'au 10 juin, c'est-à-dire pendant plus de six semaines, est enfin pratiqué avec succès et une bougie n°2 est introduite. Laissée à demeure pendant deux jours elle est remplacée par une sonde n°3 qui passe facilement et à laquelle on adapte le siphon vésical.

13 juin. Le malade n'a pas perdu une goutte d'urine par ses fistules.

Les jours suivants l'amélioration est rapide et manifeste, le scrotum diminue tous les jours en même temps qu'il s'assouplit.

Le 22. Les bourses sont presque revenues à leur état normal et une sonde n° 5 est introduite très-facilement. On continue le drainage et les cataplasmes.

Le 25. Il ne reste plus qu'un seul orifice perméable à la partie antérieure du raphé périnéal.

Le 30. Le scrotum ne présente plus trace d'inflammation; les trajets fistuleux sont complètement cicatrisés; enfin l'urèthre admet, quoique difficilement, une bougie n° 10. Le malade qui se considère comme guéri, demande à sortir; on lui recommande de faire chaque jour le cathétérisme temporaire. En somme le siphon n'a été appliqué que pendant vingt jours.

Voilà assurément deux cas dans lesquels la guérison a marché de la façon la plus rapide et la plus heureuse.

Le suivant n'a pas été en définitive aussi favorable, mais précisément par suite de diverses circonstances, qui portent leur enseignement.

RÉTRÉCISSEMENT URÉTHRAL. — ABCÈS URINEUX. — SIPHON VÉSICAL. — URÉTHROTOMIE INTERNE. — FIÈVRE URINEUSE. — MORT.

Decoudun, âgé de 64 ans, entre le 9 janvier 1872, à Saint-Louis, salle Saint-Augustin n° 78 dans le service de M. Panas, pour un abcès urineux avec rétention complète.

Il affirme n'avoir jamais eu de maladies vénériennes. Mais, il y a vingt-quatre ans, à la suite d'une rétention d'urine, provoquée par des excès de boisson, il eut un abcès, puis une fistule périnéale, qui fut guérie par la dilatation permanente.

Il y a douze ans, il subit l'uréthrotomie interne pour une rétention nouvelle, puis on fit la dilatation simple. Sorti trop tôt, le malade revint un an après à l'hôpital où on dilata son rétrécissement.

Depuis deux ou trois mois, à la suite de nouveaux excès de boisson, il est de nouveau repris de dysurie.

Il y a six jours, dans des efforts violents pour uriner il sentit une douleur vive de déchirure au périnée, et un abcès apparut. Depuis deux jours rétention complète.

On constate les désordres suivants : au niveau du bulbe existe un rétrécissement qu'on ne peut franchir avec la bougie la plus fine ; la rétention de l'urine est complète; le périnée est le siége d'une grosse tumeur fluctuante, douloureuse, qui part de l'anus et comprend les bourses ; celles-ci sont le siége d'un œdème dur et douloureux. On fait une incision médiane de 4 centimètres qui donne issue à une assez grande quantité de pus sanguinolent non fétide ; il ne sort pas de lambeaux sphacélés. Dans la journée, l'urine s'écoule par la plaie.

Il n'y a pas de fièvre, mais la soif est vive et l'appétit supprimé.

Le soir une bougie ne passe pas, mais le lendemain 11, on peut introduire facilement un n° 3, et le soir on le remplace par une bougie n° 7 sur laquelle on fait l'aspiration avec le siphon.

Le lendemain 12, la sonde étant bouchée est retirée et remplacée par une autre n° 10 ; l'évacuation se fait alors parfaitement.

Le 13. L'urine ayant passé facilement par le siphon, l'état général est devenu meilleur, et l'appétit a reparu.

Pendant les jours suivants, les sondes ayant été changées trop souvent et leur calibre étant un peu trop fort, il y a plusieurs accès de fièvre. Toutefois le 27 on en était au n° 18 ; pendant la nuit la sonde qui n'avait pas été bien fixée tomba, et le lendemain on avait de la peine à introduire le n° 10. Toutefois cette nuit l'urine n'a pas coulé par la plaie périnéale. Les tissus périphériques s'assouplissent.

Le 31. Sonde n° 17 qui passe facilement. L'abcès est presque fermé, rien ne coule par le périnée.

3 février. Le malade se plaint d'avoir souffert pendant toute la nuit, la sonde n° 19 sort dans l'après-midi. Quoiqu'elle n'ait été dans la vessie que pendant un peu plus de vingt-quatre heures, elle est déjà très-raboteuse. On ne peut placer que le n° 15 qui est serré dans toute la longueur du canal correspondant à l'étendue de l'abcès.

Le 11. On supprime la sonde à demeure. La plaie périnéale n'est pas fermée superficiellement, mais elle l'est profondément et tous les tissus sont souples. Il n'y a pas trace de cystite.

Les jours suivants, on fait le cathétérisme temporaire et on en arrive le 22 à une sonde n° 19. La plaie est guérie. Le rétrécissement du méat empêchant de passer des sondes plus grosses, on le débride, et on suspend la dilatation. Quand on veut la reprendre deux ou trois jours plus tard, on s'aperçoit que le rétrécissement n'admet plus qu'un n° 16 ; il est donc fort élastique, puisqu'à chaque fois qu'on suspend le cathétérisme pendant deux jours, il revient aussitôt sur lui-même. Aussi le lendemain on pratique l'uré-throtomie avec la lame n° 23 de l'uréthrotome Maisonneuve que l'on passe trois fois ; le rétrécissement offre à la coupe une résistance fibro-élastique. Sonde à demeure n° 18 ouverte, pas de siphon.

Le lendemain 5, accès de fièvre, urines chargées de sang venant surtout de la poche périnéale. On supprime la sonde à demeure et on applique de la glace sur le périnée avec un tampon pour élever les bourses.

Pendant les quinze jours suivants, il y a presque chaque jour un accès de fièvre ; on place, le 20, une sonde à demeure en caoutchouc, la seule qui puisse faire équilibre à l'élasticité du rétrécissement, et on y adapte le siphon.

Le 20. L'état est complètement transformé. Le facies est beaucoup meilleur, il n'y a ni frisson, ni fièvre, ni aucun symptôme d'intoxication urineuse ; il y avait donc indication à vider la vessie à mesure de l'arrivée de l'urine.

Trois jours plus tard, le malade ayant enlevé sa sonde est repris des mêmes accidents, et meurt bientôt avec des symptômes de pneumonie. L'autopsie ne peut être faite.

J'ai rapporté cette observation pour montrer que, quand la dilatation permanente est insuffisante, l'uré-throtomie elle-même ne réussit guère mieux ; en effet, nous avons vu dans ce cas que, même sectionné, un rétrécissement très-élastique ne s'est laissé contenir que par une sonde précisément aussi douée d'élasticité. Et cependant, avec la dilatation permanente on en était arrivé à passer un n° 19, ce qui prouve que ce moyen thérapeutique est très-efficace. On ne peut dire ici que c'est précisément parce qu'on l'a employé que la récidive a eu lieu, puisque d'autres méthodes employées autrefois n'avaient pas réussi beaucoup mieux.

Enfin, ce qui est le plus important, nous avons vu l'intoxication urineuse suspendue pendant que l'écoulement de l'urine était assuré et qu'il n'en séjournait plus dans la vessie; elle reparut et emporta le malade sitôt que l'urine séjourna de nouveau dans son réservoir. C'est donc là un cas fort instructif.

Nous venons de voir que la sonde à demeure, armée du siphon, est destinée, d'une part, à dilater l'urèthre, de l'autre à maintenir la vessie continuellement vide. Il est des cas où cet appareil peut remplir d'autres indications; ainsi la sonde peut servir, dans certains cas, de mandrin pour la restauration des parois de l'urèthre, et le siphon peut avoir pour but unique, soit d'empêcher l'urine de passer dans le canal, soit, lorsqu'elle est toxique, de séjourner dans la vessie.

Le siphon vésical est d'origine trop récente pour avoir pu être appliqué dans tous les cas dont il remplit les indications. Je ne m'étendrai pas longuement sur ce chapitre, mais je dois signaler ce fait que, dans toutes les plaies de l'urèthre, on trouve l'emploi de cet appareil. D'abord, dans l'uréthrotomie externe, là où il faut modifier des tissus pathologiques, favoriser la restauration ample du canal, empêcher l'écoulement de l'urine par la plaie; puis, dans les plaies contuses, où ces deux dernières indications se posent; enfin, dans les opérations comme la boutonnière ou les diverses autoplasties de la verge, où il faut seulement se mettre à l'abri de l'urine. Dans ce dernier cas, comme le fait observer M. Voillemier (p. 465), il est prudent de placer une sonde à demeure pour prévenir l'infiltration d'urine, car on n'a pas souvent le succès que M. Richet a obtenu récemment (1). Ayant pratiqué l'opération de la boutonnière pour enlever un corps étranger de l'urètre, il voulut tenter la réunion de la plaie par première intention, afin d'éviter de placer une sonde à demeure. Il recommanda au malade de ne point uriner pendant vingt-quatre heures, et, au bout de ce temps, la plaie était complètement fermée. Quoi qu'il en soit d'un fait aussi heureux, ce que l'on peut essayer, dans le cas de plaie nette par un bistouri, on ne saurait le tenter quand il y a plaie contuse. Or, dans ce cas, le siphon est tout naturellement employé avec succès, ainsi que le prouve l'observation suivante, que m'a communiquée mon excellent collègue Bouilly.

RUPTURE DE L'URÈTHRE. — SIPHON VÉSICAL. — GUÉRISON.

Un homme de 45 ans entre à Lariboisière, salle Saint-Honoré n° 4, dans le service de M. Panas, le 20 juillet, pour une chute sur le périnée datant de trois heures. Il s'est écoulé, depuis lors, une notable quantité de sang par la verge, et la douleur est assez forte. Au moment de l'entrée, il y a une forte infiltration sanguine des bourses. On réussit à introduire de suite

(1) Richet, Leçon rédigée par M. Hutinel, interne du service, *Union médicale*, 27 août 1873.

une sonde n° 12, et on installe le siphon; les bourses sont relevées. Immédiatement, l'urine s'écoule facilement par le siphon, et l'hémorrhagie cesse.

Le 23. Les bourses sont fort ecchymosées; il n y a pas d'infiltration d'urine, pas de fièvre, pas d'accidents généraux ou locaux. On place une sonde n° 16.

Les jours suivants, sous l'influence d'un léger mouvement fébrile, apparaît un délire alcoolique; on administre le sulfate de quinine, puis le chloral. L'état local est très-bon, la tuméfaction moindre.

Le 28. Pendant la nuit, dans son délire le malade retire la sonde qu'on remplace presque aussitôt. Probablement il s'est fait alors un peu d'infiltration urineuse, car au matin il y a un peu de gonflement érysipélateux du scrotum. On fait une incision médiane à travers les tissus épais, lardacés; il s'écoule un peu d'urine.

Le 30. Le scrotum est sphacélé largement et l'eschare va jusqu'à l'urèthre; on agrandit l'incision, et il en sort des gaz et du pus. Il en résulte une poche anfractueuse à loger un œuf, remplie de lambeaux sphacélés.

Depuis le moment où la sonde a été réintroduite après avoir été enlevée par le malade, il n'a plus coulé une seule goutte d'urine par la plaie; tout passe par le siphon. Les accidents d'infiltration urineuse ne datent sans doute que du moment où la sonde a été enlevée par le malade.

Pansement au vin aromatique.

Le 4 août. Par l'incision on constate que la perte de substance de l'urèthre est bien plus considérable qu'on ne l'avait cru, car on peut voir 3 ou 4 centimètres de longueur de la sonde dans la plaie, et cependant, bien qu'elle y joue librement, toute l'urine coule par le siphon. La plaie est magnifique.

Le 18. On change la sonde pour la troisième fois; elle n'est que fort peu altérée, malgré un séjour de douze jours.

Le 20. Etat général moins bon, diarrhée rebelle, commencement d'eschare au sacrum, furoncle sur le grand trochanter.

De ce jour au 27, la sonde est changée deux fois; il y a un peu de cystite, et les urines glaireuses bouchent la sonde d'une façon intermittente, d'où ténesme et léger écoulement par la plaie; toutefois, la plus grande partie de l'urine passe par le siphon.

La plaie n'a plus qu'un centimètre de longueur.

Le 4 septembre. Malgré le maintien de la sonde, la cystite a cessé complètement. La plaie uréthrale est fermée; la plaie superficielle, longue de 5 à 6 centimètres, est dissimulée entre les bourses. On retire la sonde; le canal admet facilement le n° 20. Le malade sort; il devra se sonder fréquemment.

Il est certes impossible de trouver un cas où le malade ait été plus exposé, d'abord à l'infiltration d'urine, puis à la production d'une fistule large. Or on voit comme la guérison s'est faite heureusement en six semaines, malgré la complication de délire alcoolique, puis de cystite.

Il y a des cas où l'indication à remplir est seulement d'empêcher que l'urine passe par le canal; dans ce cas, on met la sonde à demeure pour substituer au canal lésé un conduit inerte qui empêche l'absorption, comme dans l'opération de l'uréthrotomie interne.

La sonde, n'est, en effet, pas placée pour dilater le canal, mais pour le remplacer. Il est évident que l'adjonction du siphon assure son fonctionnement plus régulier et permet de choisir un instrument de moindre calibre. J'ai vu employer ce moyen plusieurs fois après l'uréthrotomie interne, et toujours avec avantage.

Il est des cas où il y a intérêt à empêcher temporairement le séjour de l'urine dans la vessie et à supprimer les fonctions de ce réservoir, soit quand l'urine est toxique et peut être absorbée par la muqueuse vésicale malade, ainsi que nous l'avons vu réussir dans l'observation précédente, soit quand il y a seulement intérêt à ce que l'urine ne passe point à travers une plaie de l'organe. Assurément le siphon réussirait après l'opération de la fistule vésicale ou après la ponction de la vessie, pour empêcher l'infiltration dans le bassin. En 1870, un homme d'une trentaine d'années entrait, pour une rétention complète d'urine, dans le service de M. Maisonneuve, dont j'étais l'interne. Ce chirurgien se décida, suivant sa coutume, à faire d'emblée l'uréthrotomie interne ; mais n'ayant pu, malgré des essais prolongés, introduire la bougie conductrice à travers le rétrécissement, il fit la ponction avec le trocart du frère Côme, pour éviter la rupture de la vessie. Immédiatement après, la bougie conductrice franchit facilement le rétrécissement, et l'uréthrotomie interne étant faite, le trocart du frère Côme fut enlevé. Une sonde fut mise à demeure.

Dans ce cas, qui n'est point d'ailleurs exceptionnel (il arrive souvent, en effet, qu'un rétrécissement qu'on ne pouvait franchir lorsque la vessie était très-rem-

plie, devient franchissable sitôt qu'on a fait la ponction), il me semble que l'emploi du siphon aurait été
utile pour se mettre en garde contre l'issue possible
de l'urine à travers la plaie de la ponction, si la sonde
à demeure s'était bouchée.

Enfin, la puissance constante et modérée de l'aspiration par le siphon pourrait être encore utilisée pour
rendre la tonicité à une vessie forcée, surmenée, dans
le cas où la rétention tient à une hypertrophie prostatique.

CHAPITRE IV

APPLICATION DU SIPHON

Nous n'avons plus maintenant qu'à décrire les
diverses parties constituantes du siphon, son mode
d'application et de fonctionnement; nous le ferons
avec détails minutieux, afin que ceux qui voudront
l'employer le puissent faire dans les mêmes conditions
que celles où je l'ai vu appliquer. Comme on le verra,
il n'exige ni pratiques manuelles difficiles, ni instruments compliqués; son mode de fonctionnement est
tout mécanique.

Choix de la sonde. — La sonde que l'on fixe à
demeure doit toujours être *neuve*, parce qu'elle ne
présente ainsi dans son enduit aucune fissure imperceptible capable d'irriter la muqueuse ou de déterminer la production de légères incrustations, et parce
qu'on est sûr qu'il n'existe dans son intérieur aucun
corpuscule étranger qui puisse gêner l'écoulement du
liquide. Elle doit être de *fabrication soignée et récente*,
n'avoir point été exposée à la chaleur, au contact des

corps gras et aux diverses autres causes capables d'en
altérer l'enduit, car il faut qu'elle puisse séjourner
dans l'urèthre pendant plusieurs jours sans se bour-
soufler. Elle doit être *régulièrement flexible*, pour
suivre toutes les incurvations d'un canal tortueux
et irrégulier (les sondes françaises sont plus flexibles
que les anglaises) sans se détériorer et sans irriter le
rétrécissement par son élasticité. Elle doit avoir le *bec
régulièrement arrondi*, afin que l'œil en soit aussi rap-
proché que possible et que l'instrument ne fasse dans
la vessie qu'une saillie minime; les sondes à bout oli-
vaire ne remplissent pas ces conditions. Elle doit avoir
deux yeux, pour qu'ils se suppléent au besoin. Si l'on
voulait placer à demeure une sonde grosse, on pourrait la prendre en caoutchouc, afin qu'elle fût plus
souple et suivît mieux les courbures du canal; dans
ce cas, on pourrait en enduire une partie de collodion,
comme le fait M. Guyon (1). Mais si l'on persistait à
employer les instruments de gomme, il faudrait se
rappeler qu'à partir de 5 à 6 millimètres, ils sont trop
rigides pour s'accommoder aux courbures de l'urèthre; on doit donc les prendre alors à courbure fixe.

La sonde ne doit pas être changée souvent, si c'est
possible. On se laissera guider toutefois par la nécessité, quand la dilatation marche si vite que l'instrument risque de ne point être solidement fixé, ou quand
il est rapidement détérioré par la décomposition ammoniacale de l'urine.

Fixation de la sonde. — Lorsqu'elle est arrivée dans

(1) Guyon, Eléments de chirurgie clinique, p. 404 et 415. 1873.

la vessie, ce qu'on reconnaît à l'absence totale de résistance à son extrémité et à l'écoulement de l'urine, on retire la sonde jusqu'à ce que le liquide n'en sorte plus ; puis on la pousse de nouveau doucement jusqu'à ce qu'il recommence à sortir. Cela obtenu, on est sûr que la sonde est dans la vessie et que son bec n'y est entré que juste assez pour que l'œil soit découvert, condition importante, attendu qu'il est inutile de laisser un bout de sonde d'une longueur plus que suffisante dans son intérieur. On la fixe alors solidement. Parmi les procédés de fixation, il en est deux que nous avons vu employer avec avantage, celui de M. Voillemier et celui de Phillips ; ce sont les deux meilleurs. Celui de M. Voillemier consiste en quatre fils de coton ou de laine qui s'en vont, en divergeant, se fixer autour de la base du gland au moyen d'une bandelette de diachylon (1). Celui de Phillips, qu'emploient de préférence la plupart des spécialistes, consiste également en un fil de coton ; on en fixe le milieu autour de la sonde, on ramène les deux chefs ensemble jusqu'au niveau de l'implantion du frein, on les y réunit par un nœud, puis les deux chefs séparés contournent la base du gland de chaque côté jusque sur la ligne médiane en avant ; là on les réunit encore par un nœud et on les ramène au point de départ sur la sonde, où on les attache solidement. On rabat le prépuce, qui maintient bien le tout. Il faut seulement faire attention, pour empêcher l'ulcération facile du frein, d'interposer entre lui et le fil quelques brins de

---

(1) Voillemier, Art. *Cathétérisme* du Dictionnaire encyclopédique des sciences médicales, t. XIII, p. 315, 1872.

charpie enduits de corps gras et placés transversa-
lement. Ce procédé simple n'a pas, comme celui de
Thompson (1), l'inconvénient de se détacher dans les
érections et de tirailler les poils du pubis, et il n'exige
pas, comme d'autres, d'instruments spéciaux. Dans
tous les cas, le point d'attache sur la sonde ne doit
être distant du méat que de quelques millimètres, afin de ne pas permettre à la sonde de glisser
dans l'urèthre pour venir saillir dans la vessie, comme
quand on attache la sonde à 4 ou 5 centimètres, ainsi
que le veut Civiale. La sonde est coupée à un centimètre au delà du point d'attache.

Choix du tube. — Le siphon est formé par un tube
de caoutchouc d'une longueur un peu supérieure à la
distance qui sépare la sonde du bassin situé sousle
lit, c'est-à-dire 1 mètre ou 1^m20 ; cet excès de longueur permet au malade de changer de position dans
son lit. Son canal doit être petit, afin que l'air ne
puisse, sous aucune influence, remonter dans la vessie ; il faut seulement qu'on y puisse introduire un
stylet de trousse. Comme il faut d'ailleurs que la sonde
puisse y entrer, on se trouve bien de réunir deux
tubes de caoutchouc de grosseurs différentes par un
tube de verre intermédiaire de 2 ou 3 centimètres de
longueur ; de cette façon, le siphon peut s'adapter
successivement par ses deux extrémités à des sondes
de différents calibres. Le tube doit avoir des parois
assez épaisses pour être peu compressible et élastique, ce qui permet d'y faire plus facilement l'aspiration. Les tubes de caoutchouc noir sont les meilleurs ;

(1) In Curtis, loc. cit , p. 52.

ils sont aussi plus solides et moins altérables. Toutefois il faut chercher à rendre le tout aussi léger que possible, pour ne pas exercer sur la verge un tiraillement que le frottement du caoutchouc sur le bord du matelas diminue d'ailleurs notablement.

Pour adapter le siphon sur la sonde, on peut employer le procédé des chimistes, qui consiste à retrousser le bout de caoutchouc, à placer son bourrelet en contact avec la sonde et à rabattre le bout du tube sur celle-ci. Quand le siphon est plus petit que la sonde, nous employons le procédé suivant : le bout d'une pince à dissection fermée est introduit dans le tube ; on maintient les mors écartés avec le bout de l'index introduit entre eux, et, glissant de l'autre main la la sonde entre les deux mors, on l'introduit dans l'intérieur du siphon dilaté et maintenu avec un doigt, de façon à ce qu'il ne fuie pas ; on substitue ainsi aisément la sonde à la pince.

Amorçage du siphon. — Si la vessie se contracte, l'urine remplit bientôt le tube, qui se trouve amorcé par propulsion ; mais, si la vessie est inerte, il faut souvent remplir le siphon par aspiration, en y faisant le vide. Pour cela, le tube étant pincé, oblitéré et fixé solidement par le pouce et l'index de la main droite, avec les deux mêmes doigts de la main gauche on fait le vide par expression dans un segment inférieur du siphon ; on ouvre la communication de ce segment avec la vessie seule ; on fait le vide dans une seconde, puis une troisième portion du siphon, jusqu'à ce qu'on l'ait rempli d'urine ; alors le liquide commence à tomber dans le bassin. L'écoulement se fait en jet plein et continu jusqu'à épuisement de tout le liquide contenu dans la vessie, puis, désormais, goutte à goutte au fur et à mesure de la sécrétion. Pour être absolument garanti contre l'introduction de l'air dans le tube, il est bon de placer à son extrémité inférieure un petit poids qui la maintient au fond du liquide. De cette façon, la hauteur de la colonne aspiratrice est constante.

Position du malade. — L'écoulement étant ainsi assuré, on peut permettre au malade de se placer dans un point quelconque de son lit et dans une position quelconque, à la condition de ne pas comprimer le tube; celui-ci passe par-dessus l'aine du malade et tombe entre les couvertures, où on a soin de ne pas le serrer. Le chirurgien peut placer sous les bourses tel pansement qu'il juge nécessaire, un tampon compressif ou élévateur, un cataplasme, etc.

Puissance du siphon. — Elle est mesurée par la distance verticale entre le niveau du col vésical et celui du liquide dans le vase inférieur qui est généralement placé sous le lit, au niveau du sol; par conséquent, la colonne aspiratrice est d'environ 1 mètre. Or, on sait que le poids d'une atmosphère correspond à celui d'à peu près 10 mètres d'eau; donc la puissance du siphon est d'environ un dixième d'atmosphère. Cette force, insuffisante pour l'emporter sur l'élasticité des parois de la vessie et attirer sa muqueuse contre le bec de la sonde, peut, en revanche, suppléer en partie à son inertie, en rétablissant l'équilibre rompu auparavant en arrière du rétrécissement. Elle est aussi assez forte pour faire passer par une sonde

petite une urine même chargée de quelques mucosités.
M. Panas, qui se sert toujours du trocart explorateur
de trousse pour vider les hydropisies de l'abdomen,
afin d'éviter la déplétion brusque, l'afflux du sang
vers le ventre et la syncope, adapte le siphon à ce trocart fin, et il a souvent évacué ainsi les liquides à con-
sistance gélatineuse des kystes ovariques qu'il n'avait
pu faire sortir même par les gros trocarts et en com-
primant la tumeur. Une pareille épreuve suffit à démontrer l'efficacité de l'aspiration par le siphon.

Surveillance et nettoyage.—Quoi qu'il en soit, il est
indispensable de s'assurer de temps à autre que le
fonctionnement de l'appareil est régulier; pour cela,
on soulève le tube du récipient, et, si l'urine ne coule
pas goutte à goutte, si l'écoulement ne se fait pas après
avoir rentré un tout petit bout de la sonde, si le siphon
reste aplati après qu'on y a fait le vide, c'est que l'appareil est obstrué; on y remédie en y injectant un peu
d'eau. Mais, si l'eau ne traverse pas la sonde, c'est
qu'elle est bouchée par un obstacle solide; alors on
doit la changer.

CONCLUSIONS

1° Les fistules urinaires périnéo-scrotales ont cela de particulier que, le tissu de leur paroi étant exclusivement cicatriciel, elles ont une tendance naturelle à se fermer sitôt qu'on rétablit les fonctions du canal et qu'on empêche l'urine de les traverser.

2° Tous les auteurs déclarent qu'il est presque toujours impossible d'empêcher la filtration de l'urine par les fistules.

3° L'application à demeure des grosses sondes constitue un moyen illusoire, car elles dilatent mal le canal et n'enlèvent pas toute l'urine ; d'ailleurs, elles causent souvent des accidents graves.

4° La dilatation permanente peut et doit être faite avec des sondes qui ne calibrent pas le rétrécissement.

5° L'adaptation d'un siphon à une sonde petite permet d'évacuer incessamment l'urine à mesure qu'elle arrive dans la vessie.

6° Le siphon vésical, en permettant de remplir toutes les indications du traitement des fistules, constitue un progrès réel dans la thérapeutique des voies urinaires.

7° Le siphon peut être employé utilement, en dehors des affections des voies urinaires, dans les cas où l'on veut évacuer régulièrement et lentement une collection liquide (kystes, ascite, etc.).

TABLE DES MATIÈRES

Paris. A. Parent, imprimeur de la Faculté de Médecine, rue Mr-le-Prince, 31.

Leçons sur la syphilis étudiée plus particulièrement chez la femme, par le Dr ALFRED FOURNIER, médecin de l'hôpital de Lourcine, professeur agrégé à la Faculté de médecine de Paris, 1 fort volume in-8, avec tracés sphygmographiques ; le vol. cartonné. 16 fr.

Leçons sur les maladies du système nerveux, faites à la Salpêtrière par le Dr CHARCOT, professeur à la Faculté de médecine de Paris, recueillies et publiées par le Dr BOURNEVILLE. 1 vol. in-8, avec 25 figures dans le texte et 8 planches en chromolithographie ; le vol. cart. 10 fr.

Traité pratique des maladies du cœur, par FRIEDREICH. Ouvrage traduit de l'allemand par les Drs LORBER et DOYON. 1 v. in-8 cart. 10 fr.

Thérapeutique des maladies de l'appareil urinaire, par les Drs MALLEZ et DELPECH. 1 vol. in-8 cartonné. 8 fr. 50

Traitement préservatif et curatif des sédiments, de la gravelle, de la pierre urinaires et de maladies diverses dépendant de la diathèse urique, par le Dr A. MERCIER. 1 vol. in-12 avec fig. intercalées dans le texte. Cartonné. 8 fr.

La pleurésie purulente et son traitement, par le Dr MOUTARD-MARTIN, médecin de l'hôpital Beaujon. 1 vol. in-8. 4 fr.

De l'embeaumement chez les anciens et chez les modernes, et des conservations pour l'étude de l'anatomie, par le Dr SUCQUET. 1 vol. in-8. 5 fr.

Alimentation du cerveau et des nerfs, par le Dr TAMIN-DESPALLES. 1 vol. in-8 avec 3 planches. 7 fr.

Physiologie du système nerveux cérébro-spinal, d'après l'analyse physiologique des mouvements de la vie, par le docteur E. FOURNIÉ, médecin adjoint à l'Institut des sourds-muets. 1 fort volume in-8, cart. en toile. 12 fr.

Recherches expérimentales sur le fonctionnement du cerveau, par le docteur E. FOURNIÉ, etc. 1 vol. in-8, avec 4 planches coloriées. 4 fr.

Hystérotomie de l'ablation partielle ou totale de l'utérus par la gastrotomie. Étude sur les tumeurs qui peuvent nécessiter cette opération, par J. PÉAN, chirurgien des hôpitaux de Paris, et L. URDY, interne des hôpitaux de Paris. 1 vol. in-8 avec 25 figures dans le texte et 4 planches. 6 fr.

Leçons sur le strabisme, les paralysies oculaires, le nystagmus, le blépharospasme, professées par F. PANAS, chirurgien de l'hôpital Lariboisière, professeur agrégé à la Faculté de médecine de Paris, chargé du cours complémentaire d'ophthalmologie, etc., rédigées et publiées par G. LOREY, interne des hôpitaux ; revues par le professeur. 1 vol. in-8, avec 10 figures dans le texte. 5 fr.

Traité de médecine légale et de jurisprudence médicale, par le Dr LEGRAND DU SAULLE, médecin de l'hôpital de Bicêtre (service des aliénés), médecin expert près les tribunaux, etc. 1 fort volume in-8. Prix pour les souscripteurs. 16 fr.

Traité pratique des maladies des reins, par S. ROSENSTEIN, professeur de clinique médicale à Grœningue, traduit de l'allemand par les Drs BOITENTUIT et LABADIE-LAGRAVE. 1 vol. in-8. 10 fr. Cartonné. 11 fr.

Paris. A. PARENT, imprimeur de la Faculté de Médecine, rue M. le-Prince, 31.

9 782019 266387